LA
CONTAGION DE LA TUBERCULOSE

PAR LES APPARTEMENTS

Étät sanitaire et Désinfection obligatoire

PAR

le Docteur Gonzalve **MENUSIER**

ANCIEN EXTERNE DES HOPITAUX DE PARIS
INTERNE DE LA PRÉFECTURE DE LA SEINE

Pour contribuer au travail de la Commission chargée de rechercher les moyens
pratiques de combattre la propagation
de la tuberculose en France.

PARIS
A. MALOINE, ÉDITEUR
23-25, RUE DE L'ÉCOLE DE MÉDECINE. 23-25

1900

La Contagion de la Tuberculose par les appartements

LA
CONTAGION DE LA TUBERCULOSE

PAR LES APPARTEMENTS

État sanitaire et Désinfection obligatoire

PAR

le Docteur Gonzalve **MENUSIER**

ANCIEN EXTERNE DES HOPITAUX DE PARIS

INTERNE DE LA PRÉFECTURE DE LA SEINE

Pour contribuer au travail de la Commission chargée de rechercher les moyens
pratiques de combattre la propagation
de la tuberculose en France.

PARIS

A. MALOINE, ÉDITEUR

23-25, RUE DE L'ÉCOLE DE MÉDECINE, 23-25

1900

La Contagion de la Tuberculose par les appartements

INTRODUCTION

Le 22 novembre dernier, se constituait à Paris une commission, dite de la tuberculose, composée de médecins célèbres, de sénateurs et de députés, dans le but éminemment philanthropique de rechercher les moyens de combattre la propagation de la tuberculose. Bientôt après, M. le Professeur Brouardel, Doyen de la Faculté de Médecine de Paris, publiait un rapport très saisissant sur la dissémination de la tuberculose à Paris et en Province. Tout dernièrement, un Congrès se réunissait à Naples, pour essayer d'enrayer la marche envahissante de la tuberculose en Europe.

Pourquoi ce *tolle* général contre cette maladie et cette panique dont sont saisis tous ceux qui ont la garde de l'existense humaine? C'est qu'on se trouve malheureusement en face d'un fléau qui s'attache obstinément aux flancs de la France et notamment de la Ville de Paris, et qui ressemble à un chancre rongeur qui gagne sans cesse en superficie. Quand on consulte la statistique et là mortalité de la ville de Paris, on constate avec effroi qu'à elle seule la tuberculose, sous quelque forme qu'elle se présente, constitue au moins un tiers des décès et que si la léthalité par tuberculose paraît plutôt diminuer, (on le verra plus loin), en revanche, le progrès du mal s'accentue chaque mois en dépit des efforts intelligents qu'on fait partout pour l'arrêter. En France, le nombre des victimes atteint 150.000 chaque année. Et c'est ce qui fait dire à M. le Dr Bomard : « j'ai calculé qu'en frais de traitement et de journées de travail perdues, en supputant le capital représenté par ces 150,000 victimes arrivées au moment productif de la vie, la tuberculose coûtait chaque année à la France plus d'un demi-milliard de francs ! »

En vérité, notre pays ne connaît pas de plus terrible fléau. Le choléra a fait son apparition en France sept fois dans le cours de ce siècle. En 1832, il a tué 100,000 personnes ; en 1840, 100.000 ; en 1854, 150.000 ; en 1865, 30.000 ; en 1884, 10.000, soit 400.000 personnes environ. Tandis que la phtisie a tué plus de *10 millions* de français ! Elle s'attaque à l'âge où l'homme doit développer le maximum de son utilité sociale et elle va en augmentant alors que les autres maladies, infectieuses et contagieuses, vont en diminuant. Est-ce que l'huma-

nité ne serait bientôt plus constituée que de tuberculeux?
Est-ce que la tuberculose ne serait plus la maladie des
peuples pauvres et dont l'esprit sans culture ne connaît
que la terre et le soleil, mais bien plutôt la terrible
fatalité qui s'abat sur les peuples riches, qui regorgent
de tout, à la vie facile et dont l'organisme se dégrade-
rait à mesure que l'intelligence monte ? Est-ce que la
vie physique serait en raison inverse de la vie intellec-
tuelle ? Est-ce que la marche trop surchauffée de l'esprit
brûlerait les poumons de la nation française ? Je n'en
sais rien, mais je suis forcé de constater avec mes
maîtres la déchéance générale de l'organisme français et
de dire que la tuberculose est la maladie de l'humanité
déchue et dégénérée et qu'elle augmente à mesure que
l'organisme dégénère. La tuberculose, c'est le champi-
gnon de toutes les misères, de l'anémie, de l'excitation
cérébrale, de l'épuisement sous toutes ses formes ; et si
l'on pouvait en rétrogradant examiner les viscères des
êtres aux différentes époques, je suis convaincu qu'on
y découvrirait de moins en moins les traces de tuberculose
et qu'on n'en trouverait plus du tout chez les Gaulois.

On ne connaît pas encore le sérum qui neutralisera
d'un coup la toxine tuberculeuse ; mais si l'individu, si
la foule et si l'Etat le voulaient, on empêcherait certainement les indemnes de se contaminer, même si l'on doit

se résigner à laisser mourir les tuberculeux de leur maladie. Mais c'est là une question de prophylaxie qui, toute simple qu'elle paraisse, n'en soulève pas moins de grosses difficultés qui tiennent à l'ignorance du public, à son inconscience du mal, au défaut d'initiative et à certaines considérations morales qu'il n'est pas toujours opportun de faire valoir.

Je ne me dissimule pas que ce travail, auquel j'ai pourtant apporté tous mes soins, manque en certains points d'originalité et que de nombreuses publications ont été faites sur cette question si débattue de la prophylaxie de la tuberculose ; mais, quand on est en face d'un ennemi si dangereux, on ne saurait le dénoncer trop souvent et, dans le corps médical, tant qu'on n'aura pas constaté une décroissance du mal, ce sera le devoir des jeunes et des vieux de crier : La tuberculose, voilà l'ennemi !

C'est d'ailleurs un travail utile que celui qui concentre huit années d'études sur un sujet qui dénonce une des sources de la tuberculose et qui essaye de présenter des moyens pour la tarir.

Dans ce travail, je m'efforcerai de démontrer qu'un des grands moyens de contagion de la tuberculose c'est l'habitation ; je dirai ce qu'on fait aujourd'hui en France pour en arrêter les progrès, ce qu'on fait à l'étranger et ce qui pourrait être fait chez nous.

Appeler l'attention sur une source de contagion qui me paraît avoir un caractère alarmant : voilà le but que j'ai voulu atteindre. Je serais heureux si je puis être utile au point de vue social et scientifique et si ce nouvel appel à la prudence de nos législateurs peut les décider à améliorer nos réglements sanitaires.

CHAPITRE Ier

La tuberculose. — Son extension.

C'est en me servant des tables de statistique de la ville de Paris, dressées par M. le Dr J. Bertillon, et de celles du ministère de l'intérieur que je vais essayer de démontrer le phagédénisme tuberculeux.

D'après le dernier recensement, la population en France est de 38 millions d'habitants. Il est difficile de connaître le nombre, même approximatif, qui représente les décès annuels par tuberculose, on sait seulement que la mortalité moyenne est de 43,8 pour 10.000 habitants ; mais le rapport de M. le Professeur Brouardel sur la dissémination de la tuberculose nous montre que sur 622 villes ayant une population de 11.983.525 h., il y a eu, de 1888 à 1897, 52.514,3 décès. La proportion pour 10.000 est ainsi de 43,8.

Sur ces 622 villes, il y a en a qui ont une population plus ou moins considérable et il résulte de ce savant travail que la mortalité par la tuberculose est plus élevée dans les grandes agglomérations que dans les petites.

M. le Professeur Brouardel disait : « En admettant que les populations sur lesquelles nous n'avons pas de renseignements ne subissent que la plus faible mortalité, on peut estimer celle-ci à 87,489, laquelle ajoutée à la mortalité accusée donne le chiffre de 140.000 décès annuels par tuberculose et bronchite. Ce chiffre n'est-il pas effrayant ?

En France, il a été démontré qu'il existe 3 ou 4 gros foyers de tuberculose qui rayonnent et ont une grave influence sur la zone qui les entoure. Le foyer principal, est Paris ; deux autres secondaires sont formés par Roubaix, Tourcoing, Lille, le Hâvre et Rouen. On peut donc circonscrire la lutte.

M. Landrin, conseiller municipal, a écrit dans son rapport sur le service de la désinfection, à la 6e commission :

« La moyenne des décès parisiens étant de 50,000 au
« maximum aujourd'hui, on peut calculer à 3.000 celui
« des décès par maladies transmissibles et de 10 à
« 12,000 celui des décès par les diverses manifestations
« de la tuberculose. A 10 malades en moyenne par un
« décès, on voit que 30,000 personnes sont atteintes
« chaque année à Paris de maladies transmissibles et
« 120.000 de tuberculose ».

Au service de la statistique j'ai pu constater que la mortalité par tuberculose frappait indifféremment les différents quartiers de Paris et qu'elle dépendait de 3 conditions : la densité de la population pour un même quartier, l'agglomération en différents points, facilitée

par les maisons à 6 étages, et la classe à laquelle appartenait la population ouvrière. Ainsi :

Le XI⁰ arrondissement, un des plus populeux,
209.183 habitants, donne annuellement 1.227,6 décès
par suite de tuberculose.

Le I⁰ʳ, qui est le moins populeux, 70.398 habitants,
donne 234.6 décès.

Si l'on ramène le tout à 10.000 habitants, c'est-à-dire
à un même nombre, on verra l'influence de la classe
sociale. Ainsi :

Le XIV⁰ arrondissement, qui est le plus ouvrier, à
une moyenne de 80, tandis que le VIIIᵉ, habité de préférence par la classe noble, a une moyenne de 20. (Voir le
tableau ci-contre).

Il est donc acquis, que le tuberculose a une extension
considérable surtout là où il y a agglomération, réunion
d'individus et surtout d'ouvriers. Cette extension existe-
t-elle pour les autres maladies contagieuses, telle que la
fièvre typhoïde, la variole, la scarlatine, la diphtérie, etc ?

Non, je vais essayer de le démontrer.

Si l'on dresse un tableau statistique de la morbidité et
de la mortalité pour quelques-unes des maladies contagieuses dont la déclaration a été reconnue obligatoire
par la loi du 30 novembre 1892 et qui sont :

*La fièvre typhoïde, le typhus exanthématique, la
variole, la scarlatine, la diphtérie, la suette miliaire, le
choléra, la peste, la fièvre jaune, la dyssenterie, l'infection puerpérale, l'ophtalmie purulente des nouveau-nés,*
on constatera qu'il y a, à partir de 1894, c'est-à-dire à
partir de l'application de cette loi, une légère diminution

MORTALITÉ PAR TUBERCULOSE. RÉPARTITION DANS LES DIFFÉRENTS ARRONDISSEMENTS DE PARIS, 1881-96 (16 ANS).

ARRON-DISSEMENT	POPULATION Moyenne Annuelle	MOYENNE ANNUELLE des décès par		PROPORTION pour 10.000 habitants des Décès par tuberculose et bronchite chronique
		TUBERCULOSE	BRONCHITE chronique	
XIV	102.461	734.2	85.1	80.0
XX	134.498	917.9	149.3	79.3
XIX	122.213	746.4	196.2	77.2
XV	110.476	683.5	102.1	71.1
XVIII	196.821	1213.7	165.1	70.2
XI	209.183	1227.6	202.7	68.3
XIII	101.990	540.1	131.7	65.9
IV	99.349	558.2	60.3	62.2
V	115.012	625.9	88.7	62.1
XII	107.799	578.5	87.9	61.8
III	89.266	412.3	66.6	53.7
X	153.393	675.9	141.3	53.2
XVII	158.009	625.9	146.5	48.9
II	70.909	277.7	38.0	44.5
VII	89.703	318.1	75.7	43.9
VI	97.453	351.9	57.9	41.2
I	70.392	234.6	52.7	42.0
XVI	76.470	225.9	41.9	35.2
IX	118.675	320.9	61.1	32.0
VIII	97.414	174.5	39.3	21.9
	2.321.486	11.443.7	1.990.1	
		13.433.8		

progressive du nombre des décès et des cas signales pour ces maladies.

TABLEAU STATISTIQUE. DE LA MORBIDITÉ ET DE LA MORTALITÉ PAR LA FIÈVRE TYPHOÏDE, LA VARIOLE, LA SCARLATINE, LA DIPHTÉRIE DE 1892 A 1898

MALADIES	1892	1893	1894	1895	1896	1897
Fièvre typhoïde *Morbidité*	799	570	697	271 *1389*	262 *1343*	249 *1342*
Variole *Morbidité*	42	260 épidémie	166	17 *542*	22 *551*	12 *488*
Scarlatine *Morbidité*	164	177 épidémie	151	178 *3281*	170 *3284*	65 *1794*
Diphtérie *Morbidité*	1557	1266	1009	435 *4327*	444 *3741*	298 *2766*

Les chiffres en italique représentent la morbidité ou cas signalés.

Faut-il conclure de ce relevé statistique que la loi du 9 novembre 1892 ait seule contribué à diminuer le nombre des décès et des cas pour les maladies contagieuses soumises à la déclaration obligatoire? Je ne le pense pas, car il faut admettre que cette loi n'est pas strictement observée par les médecins qui ne font pas toujours leur devoir à Paris; que lors même, cette décla-

ration serait constamment faite, le service de désinfection sait, par la pratique journalière, qu'elle n'est pas
toujours suivie de désinfection ; mais si elle n'y contribue pas directement, elle y contribue et y a contribué
indirectement en dévoilant aux yeux du public et des
commissions d'hygiène et sanitaires les foyers de contagion, la source enfin du mal. Elle a montré et c'est
en cela qu'elle a été d'utilité ultra-sociale, qu'il y a à
Paris des quartiers, des rues, des maisons même, pour
lesquelles on enregistre chaque année, au service du
casier sanitaire, un certain nombre de déclarations de
maladies contagieuses et que ce sont toujours ces mêmes
quartiers, ces mêmes rues, ces mêmes maisons qui sont
les foyers des mêmes maladies. Si la loi qui n'a pas fait
entrer la tuberculose dans la liste de ces maladies, par
crainte d'exciter la frayeur populaire, l'y avait comprise,
je crois que l'on aurait constaté ainsi que la tuberculose
procède par foyers de contagion et, connaissant la source
du mal, on aurait pu en arrêter un peu mieux l'extension
si considérable, comme on l'a fait pour les maladies
soumises à la déclaration obligatoire.

Quant à conclure, comme beaucoup l'ont fait à tort,
qu'une loi sanitaire suffit à améliorer les chiffres de la
mortalité et de la morbidité, c'est le fait d'une observation
par trop superficielle qui s'est laissé prendre à une
simple coïncidence existant entre l'application de la
susdite loi et le début de la diminution des chiffres. La
vraie cause réside totalement dans l'application des
théories pasteuriennes à l'hygiène.

Depuis que ce grand savant qu'était Pasteur a dénoncé

le microbe comme l'ennemi et formulé les règles de
l'antisepsie, il a donné les moyens de le combattre et
les maladies contagieuses sont devenues de moins en
moins rares. Mais cela ne remonte qu'à quelques années
à peine. A tout ce qui était considéré comme contagieux
et infectieux on a appliqué les théories microbiennes ;
on en a mieux étudié l'étiologie et, en l'étudiant mieux,
on a mieux connu et plus facilement évité l'infection. Il
n'en a pas été ainsi pour la tuberculose ; on ne sait
pourquoi elle n'était pas considérée comme aussi contagieuse et aussi infectieuse que les autres et alors les
efforts ne se sont pas dirigés vers elle et le résultat ne
s'est pas fait attendre : dans les salles d'hôpitaux, il y a
aujourd'hui diminution des cas de maladies contagieuses
soumises à la loi de 1892. C'est une rareté de voir la
fièvre typhoïde (à part le temps d'épidémie), la scarlatine, la variole etc.

La tuberculose, au contraire, est partout à l'hôpital, a
augmenté et augmente de plus en plus.

Ainsi la tuberculose n'est pas comprise dans la liste
des maladies dont la déclaration est obligatoire. J'ai dit
au début de ce chapitre qu'elle s'étendait partout, je vais
le démontrer par des chiffres et un graphique.

La statistique prouve que le nombre des décès par
tuberculose diminue ; elle prouve aussi, malheureusement, que le nombre des cas signalés se multiplie et que
la tuberculose se propage ou, pour mieux dire, qu'il y a
contagion.

M. Le Dr Bertillon a bien voulu me permettre de relever pendant les années 1893-98 le nombre des décès

pour toutes les tuberculoses (poumons, méninges, péritoine), pour la tuberculose pulmonaire dans les hôpitaux et à domicile, le nombre de malades entrés dans les hôpitaux pour tuberculose et celui des désinfections opérées pour tuberculose inclusivement.

On ne peut pas connaître d'une façon précise le nombre de tous les individus contaminés par la tuberculose, mais on peut admettre que le chiffre qui représentait le nombre des malades entrés dans les hôpitaux pour cette maladie pouvait donner une idée approximative de ce que fait la contagion.

D'autre part, les chiffres relevés à la statistique se rapportant proportionnellement à ceux de la population qui, chaque année, va grandissante, force m'a donc été, pour donner un peu plus de précision et faciliter la comparaison, de ramener tout à un même nombre d'habitants, soit 100.000.

Et en figurant les chiffres obtenus par ce tableau par un tracé graphique j'ai eu le diagramme figuré à la page 21.

L'examen de ce diagramme démontre que, à partir de 1896, pour un même nombre d'habitants : 100.000 :

1º Les décès par tuberculose ou autres diminuent ;

2º Le nombre des malades entrés dans les hôpitaux pour tuberculose augmente ;

3º Le nombre des désinfections opérées augmente.

Ce fait que le nombre des décès par tuberculose diminue doit, je pense, être attribué au traitement rationnel de la tuberculose dont la formule se résume : superalimentation, superaération, repos prolongé et aussi

TABLEAU STATISTIQUE REPRÉSENTANT le nombre des décès à Paris, pour tuberculoses, tuberculose pulmonaire de 1893-1899.

le nombre de malades entrés dans les hôpitaux et le nombre de désinfections opérées pendant ces dites années pour tuberculose.

	1893	1894	1895	1896	1897	1898	1899
Nombre de décès à Paris							
Tuberculose pulmonaire............	10.190	9.605	10.245	9.765	9.298	9.653	9.897
pour 100.000 h. comb. de décès..	*(414)*	*(388)*	*(411)*	*(389)*	*(368)*	*(379)*	*(385)*
Tuberculoses....................	11.701	11.778	12.555	12.141	11.605	12.020	
pour 100.000 h. comb. de décès...	*(476)*	*(476)*	*(503)*	*(484)*	*(460)*	*(472)*	
Nombre de malades soignés dans les hôpitaux. Total....	10.366	10.344	10.414	9.668	10.425	11.796	
comb. de malades dans les hôpitaux	*(421)*	*(417)*	*(417)*	*(385)*	*(425)*	*(464)*	
Décédés....................	4.686	4.799	5.127	4.965	4.836	5.341	
pour 100.000. h. comb. de décès..	*(190)*	*(194)*	*(205)*	*(197)*	*(191)*	*(210)*	
Guéris ou sortis................	5.680	5.545	5.287	4.643	5.389	6.455	
combien de guéris............	*(231)*	*(224)*	*(212)*	*(185)*	*(213)*	*(253)*	
Nombre de désinfections opérées pour tuberculose....................	8.077	7.509	9.913	8.263	10.194	12.453	13.660
pour 100.000 cas de désinf......	*(328)*	*(303)*	*(397)*	*(329)*	*(403)*	*(487)*	
Population de Paris................	2.459.473	2.476.857	2.494.241	2.511.629	2.529.013	2.546.397	2.563.781

Sur 100,000 habitants de tout sexe et de tout âge :

Combien en un an de 〈 décès par tuberculoses.
malades entrés dans les hôpitaux.
désinfections (tuberculoses).

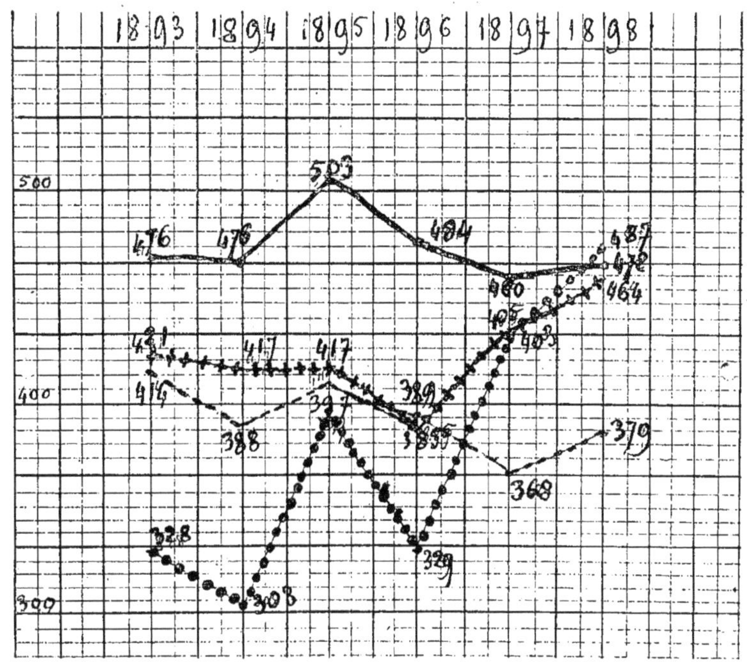

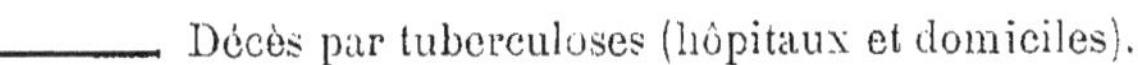

——————— Décès par tuberculoses (hôpitaux et domiciles).
- - - - - - - Décès par tuberculose pulmonaire (hôpitaux et domiciles).
+ + + + + Malades entrés dans les hôpitaux pour tuberculoses pulmonaires.
••••••••••• Désinfections opérées pour tuberculoses.

à l'hygiène du tuberculeux, mieux comprise aujourd'hui.

Cette constatation de l'augmentation du nombre des malades entrant dans les hôpitaux pour tuberculose fait poser la question : Sont-ce des contagionnés, ou des tuberculoses acquises? Sont-ce des héréditaires ?

Ce sont bien plus souvent, comme le démontre l'observation clinique malheureusement, des individus n'ayant aucun antécédent héréditaire ou personnel ; ils ont contracté leur tuberculose à un moment donné de leur vie, ils se sont laissés envahir par le terrible bacille.

Quant aux autres, ceux qui présentent des antécédents tuberculeux héréditaires, soit par les parents, les frères, les sœurs, la famille et qu'on appelle des héréditaires, je suis presque tenté de dire qu'ils se ramènent encore à des contagionnés, mais à des contagionnés par voie indirecte alors que les premiers le sont par voie directe.

La tuberculose, dite héréditaire, supposerait une tuberculose acquise remontant parfois très haut dans la famille. Ce n'est qu'un contage plus ou moins éloigné, direct ou indirect. Je dirai, page 28, que je ne crois pas à la tuberculose héréditaire.

A Lariboisière, j'ai eu la curiosité de relever les observations de malades entrés pour autre chose que la tuberculose et j'ai choisi trois salles : Maurice Raynaud, Bermitz, Grisolle.

J'ai ausculté des malades, présentant différentes affections organiques et entrés *ad hoc* (cœur, foie, fièvres).

Sur 28 examinés, j'en ai trouvé 9 qui présentaient des lésions tuberculeuses aux sommets, et sur ces 9 il y en avait 7 qui n'avaient jamais eu d'antécédents personnels et dans la famille desquels je n'ai pu trouver de tare tuberculeuse. Se sont-ils contagionnés à l'hôpital ou avant d'entrer à l'hôpital ?

La tuberculose est donc un peu partout à l'hôpital, même chez les malades qui y entrent pour autre chose et qui ne s'en croient pas atteints.

Se développe-t-elle avant, pendant ou après la maladie aiguë pour laquelle le malade est entré à l'hôpital ? Voilà la question, et l'isolement des tuberculeux dans les hôpitaux paraît impossible.

Voici trois observations de malades entrés à l'hôpital pour tuberculose pulmonaire n'ayant eu dans leurs familles aucune tare tuberculeuse éloignée ou proche, n'ayant eu eux-mêmes aucune maladie qui puisse faire soupçonner le mal tuberculeux et qui ont présenté cependant une tuberculose bien accusée : ce sont des contaminés :

Hôpital Lariboisière. Salle Grisolle, 21 avril 1900, lit n° 13.

Louis X..., porteur de journaux, 22 ans, cavernes pulmonaires, phtisie laryngée.

Antécédents héréditaires. — Père mort de maladie de cœur. Mère bien portante. Famille intacte, ni oncle, ni tante, ni cousin, ni frère tuberculeux.

Antécédents personnels. — Aucune maladie étant jeune, ni écoulement, ni bronchite, ni pleurésie, ni congestion pulmonaire, etc.

A commencé à tousser en 1899, habitait, 43, rue Louis-Blanc, un logement de deux pièces avec sa famille, composée de neuf personnes.

Il resta plusieurs mois à tousser et à cracher et sa sœur finit aussi par être atteinte après lui. Il est entré à Lariboisière et sa sœur est resté au domicile où elle est décédée.

Le logement a été abondonné et reloué, dans les huit jours, sans être retouché, à d'autres locataires.

Salle Grisolle, lit nᵒ 8.

Victor G..., 40 ans, garçon boulanger, tuberculose sommet gauche, phtisie laryngée.

Antécédents personnels. — Aucune maladie de poitrine étant jeune, ni pleurésie, ni congestion pulmonaire, ni écoulements d'oreilles, etc., etc.

Antécédents héréditaires. — Père et mère morts de maladies autres que celles des voies respiratoires, frères et sœurs bien portants, robustes, aucune tare tuberculeuse dans la famille.

Entre, il y a un an, chez un boulanger, dans un fournil, où plusieurs camarades tuberculeux déjà toussaient et crachaient par terre ; au bout de quelques mois, à la suite de refroidissements, il se met aussi à tousser, à maigrir et à transpirer, etc., etc.

Salle Grissolle, lit nᵒ 12.

Joseph M..., 25 ans, sommelier, tuberculeux, deux sommets.

Parents sains, frères et sœurs bien portants, rien dans la famille qui habite la campagne, aucune maladie étant jeune, sauf, en 1882, la fièvre typhoïde.

Habite Paris depuis 1881.

Il y a deux ans, alors qu'il habitait avec une femme qui depuis est morte de tuberculose pulmonaire, il commença à tousser à la suite d'un refroidissement ; habite le même logement et se rappelle que dans ce logement habitait avant lui un homme qui toussait et crachait beaucoup.

Ainsi, je viens d'essayer de démontrer que c'est bien par contagion que le nombre de malades tuberculeux augmente et qu'il en entre dans les hôpitaux. Je dirai aussi que ces tuberculeux qui entrent à l'hôpital appartiennent le plus souvent à la classe ouvrière chez laquelle la tuberculose fait le plus de ravages.

Le nombre des désinfections opérées augmente, le fait est notoire, mais il est encore bien faible comparativement au chiffre des cas par tuberculose signalés et des décès ; il est encore insuffisant. On peut s'en rapporter au tableau statistique pour les chiffres.

Bref, la tuberculose augmente par contagion, diminue en mortalité, voilà le fait.

Comme un chancre qui gagne en surface ce qu'il perd en profondeur, la tuberculose gagne en superficie humaine ce qu'elle perd en mortalité.

Si la mortalité diminue, c'est que le traitement appliqué par les médecins est bon.

Si la contagion augmente, c'est que la prophylaxie contre la tuberculose est mauvaise ou incomplète, et comme elle ne relève pas seulement du corps médical, mais encore des pouvoirs publics, la défectuosité doit être de ce côté.

CHAPITRE II

Des causes de la tuberculose

CAUSES INTERNES. — CAUSES EXTERNES. — COMMENT
ON DEVIENT TUBERCULEUX

Ma thèse ayant pour but d'établir qu'un des principaux moyens de transmission, de contagion de la tuberculose est l'appartement, je ne saurais parler d'un fait sans en déterminer les causes.

Or, les causes sont multiples et se combinent. .

Elles sont inhérentes à l'individu ou au terrain ; je les appellerai : *causes internes*.

Ou bien, elles sont en dehors de l'organisme ; je les désignerai sous le nom de *causes externes*.

Les causes internes sont celles qui peuvent être créées par l'individu lui-même, dans son organisme et sans le concours ou l'influence d'un élément extérieur.

Les causes externes sont celles qui naissent de l'extérieur et se manifestent par contagion.

CAUSES INTERNES

1º La première de toutes, sans laquelle la tuberculose ne pourrait jamais envahir un organisme et s'y développer, serait la *réceptivité* du sujet, c'est-à-dire sa prédisposition à la tuberculose, à l'action de laquelle il présenterait un terrain favorable.

Il me semble que c'est là une pétition de principes et que c'est dire, en résumé, qu'un organisme ne peut recevoir le bacille qu'autant qu'il peut le recevoir. Et ce n'est pas avancer la question, puisqu'il s'agirait toujours de trouver le pourquoi de la réceptivité ou de la non-réceptivité, c'est-à-dire la cause de ce qu'on désigne à tort, je crois, comme la cause première.

Je crois qu'il en est de la tuberculose comme de toutes les maladies. On en est atteint plus facilement, si l'on y est prédisposé, moins facilement dans le cas contraire et, dans les deux cas, par suite d'accidents et sous l'influence des causes internes ou externes que je vais signaler.

Ce sont ces accidents ou ces causes qui font la réceptivité, laquelle ne devient plus qu'un effet, et non pas la réceptivité qui crée ou appelle ces causes en en devenant la cause première.

Elle favorise leur introduction et leur action, mais reste passive et ne les provoque pas. Tout organisme humain est de par sa nature neutre et indifférent à toutes les maladies et, pour en faire un témoin actif pour la tuberculose en particulier, il suffit que vous ayez placé dans lui et autour de lui une cause quelconque qui en brise l'équilibre normal. Si un organisme est mauvais ou débile, il n'offrira pas de résistance à l'irruption du bacille ; s'il est bon, la lutte sera plus longue. Mais, qu'à force de lutter et de renforts des envahisseurs, un organisme, très sain et jusqu'alors dépourvu de réceptivité, ne finisse pas par succomber, je ne le crois pas. On voit tous les jours, et j'en ai rencontré dans les hôpitaux de Paris, de malheureux tuberculeux qui avaient eu un organisme sain, à l'abri de tout soupçon et qui ont été envahis par le mal à la suite d'une des causes indiquées plus loin. Donc, tant qu'on n'aura pas prouvé qu'il y a des organismes qui peuvent offrir une résistance absolue et toujours victorieuse au bacille, on n'aura pas prouvé non plus qu'il n'y a que les organismes en réceptivité qui peuvent devenir tuberculeux.

2° L'*hérédité*. — Pour expliquer cet état de réceptivité à la tuberculose, plus grand pour les uns que pour les autres, on a cité comme une cause principale : l'hérédité.

On ne naît pas tuberculeux, mais tuberculisable, a dit le professeur Peter ; je crois qu'il serait plus exact de dire qu'on naît seulement plus tuberculisable que d'autres. puisque tout homme est plus ou moins capable de devenir tuberculeux par l'une des causes qui facilitent l'entrée du bacille. La tuberculose des parents n'est pas une sorte de péché originel qui se transmettrait dogmatiquement aux enfants ; elle est seulement un signe qui désignera plus injustement ces enfants au mal terrible, parce qu'ils naissent avec un sang et un système nerveux affaiblis, et dont la résistance à la toxine tuberculeuse est anéantie.

Et de même qu'il naît de bons fils de mauvais pères, il peut naître des enfants sains de pères qui ont été minés par la tuberculose avant la naissance de ces enfants. L'hérédité dans la tuberculose peut constituer tout au plus une prédisposition au mal physique, comme l'habitude du vice dans les parents constitue souvent de mauvais instincts ; mais ni la tuberculose ni les mauvais instincts n'obéissent à une fatalité de transmission.

Je l'ai déjà dit et je ne saurais trop le répéter, je pense qu'on devient tuberculeux par suite d'influences non pas seulement extérieures à l'individu, que je résume en un mot : la contagion, mais encore intérieures, ou étrangères à tous agents du dehors, lesquelles déterminent en lui une prédisposition ou réceptivité malheureuse.

Les lois qui régissent la vie du règne animal ne doivent pas différer de beaucoup de celles qui régissent la vie du règne végétal. De même qu'une plante, privée de lumière et d'eau, peut se déssécher et mourir plus facilement si elle a été en contact avec un terrain ou des plantes malades, ainsi un organisme, privé des éléments essentiels de la vie qui maintiennent en lui l'équilibre des forces, peut parfaitement s'atrophier, se champignonner comme la plante et mourir s'il a été en contact avec des causes de maladies extérieures à lui-même.

3° Après l'hérédité viennent toutes les causes *d'affaiblissement du terrain*, diminuant sa résistance que je résume dans : 1° La misère physique et la misère morale. La première, c'est l'insuffisance de l'alimentation, la seconde, c'est le vice. Il abat les corps à peine formés, les accable de toutes les maladies qui viennent presque toutes expirer dans les bras décharnés du mal tuberculeux; 2° Le surmenage du travail intellectuel qui brûle le sang et constitue souvent une cause prédisposant à la tuberculose; il en est de même de l'alcoolisme et d'autres causes qui diminuent sa vitalité en altérant le sang, comme la siphylis et d'autres maladies infectieuses encore, dont les suites sont une cause d'anémie.

Je dirai plus loin que j'ai pu constater dans les divers hopitaux de **Paris auxquels** j'ai été attaché, que le tiers des malades entrés à l'hôpital pour une maladie étrangère à la tuberculose, en sortaient guéris de cette maladie, mais emportaient bien souvent, emmagasinés dans leurs poumons, tous les éléments de la tuberculose.

CAUSES EXTERNES

Les causes externes de la tuberculose, c'est-à-dire celles qui servent de véhicules à la maladie et transportent dans un individu le bacille, pourraient se grouper sous une seule dénomination : la contagion, dont les agents deviennent vraiment des causes déterminantes du mal.

Le bacille est le mal transporté ; l'agent, ou le fait qui transporte, est la cause externe, et la contagion sera le transport du bacille, arrivé à destination.

C'est par les voies respiratoires que le bacille pénètre le plus ordinairement dans l'organisme.

Il fait partie de la famille des algues, groupe des bactériacées. Il se présente au microscope sous l'aspect d'un bâtonnet immobile de deux à trois millièmes de millimètre de long sur 0,3 de millimètre d'épaisseur ; il est doué d'une grande résistance à tous les agents de destruction.

Sans vouloir m'étendre sur ce côté de la bactériologie, je dirai seulement avec M. Letulle de l'Hôpital Boucicaut, que :

Une fois introduit dans l'organisme par l'air de la respiration, les aliments etc., le bacille secrète **ses poisons** et nos tissus se placent **immédiatement** en état de défense.

Les cellules multiplient leurs noyaux et se segmentent (karyokinèse) ; les vaisseaux capillaires se dilatent et livrent passage aux globules blancs (leucocytes) qui émigrent des vaisseaux voisins pour venir *s'amasser* en couronne autour du foyer infectieux. Cet amas de cellules et de globules emprisonnant au centre des bacilles, constitue un petit grain, une petite granulation : *la granulation tuberculeuse, le tubercule.*

Si les cellules constituant ce nodule tuberculeux ne sont pas douées d'une vitalité suffisante ou si les toxines sont trop abondantes et très virulentes, la partie centrale, en contact avec les bacilles, se ramollit, s'ulcère et laisse les microbes s'évacuer au dehors, allant former à côté de nouveaux foyers infectieux.

Mais, si les germes introduits sont peu nombreux, c'est-à-dire au début de l'infection, ou de virulence faible, et surtout si l'organisme du sujet est assez résistant, les cellules enveloppantes du tubercule s'organisent, produisent du tissu fibreux, c'est-à-dire du tissu dur, du tissu de cicatrice, et opposent ainsi au bacille une barrière infranchissable.

D'un côté donc : bacille et son poison tendant à détruire les tissus ; — de l'autre : cellules tendant au contraire à durcir les tissus.

Voilà la maladie, voilà l'attaque et la défense.

1° *Expectorations.* — Les expériences de Villemin (1867), ont démontré qu'un des modes de transport du bacille est le crachat desséché. Ce sont les crachats qui constituent le moyen principal de dissémination du bacille.

Villemin a soumis des crachats de phtisique à la dessication rapide sur une assiette et s'assura qu'ils étaient encore virulents au bout de plusieurs semaines.

Koch laissa sécher des crachats tuberculeux pendant 6 à 8 semaines à la température du laboratoire, les délaya dans de l'eau et les injecta à des cobayes qui devinrent tuberculeux.

Schill et Fischer démontrèrent que des crachats desséchés conservent leur virulence pendant environ 4 mois

La virulence des crachats subsiste malgré une putréfaction de 6 semaines.

Goltier soumit à la dessication des produits tuberculeux variés en les maintenant à l'air et à la lumière à diverses températures inférieures à 30°. Après 15, 30, 38 jours de dessication, ces produits inoculés déterminaient encore la tuberculose.

Chantemesse et Widal en opérant avec des cultures qu'ils plaçaient dans l'eau de Seine stérilisée et maintenue à la température de 8° à 18° ont constaté que les bacilles étaient encore vivants au bout de 50 à 70 jours.

Lortet et Despeignes ont enfoui dans des pots de fleurs remplis de terre et contenant des vers de terre, des crachats tuberculeux ; ils ont, au bout d'un mois constaté la présence de bacilles en petite quantité à l'intérieur des vers.

La résistance de ce bacille est extrème.

Cadeac et Malet ont fait dessécher des fragments très petits de poumons d'une vache tuberculeuse ; ils les ont broyés, puis en ont conservé la poussière dans des flacons pour l'inoculer après un temps variable. Cette poussière fut inoculée après 43 jours, 102 jours, 126, 150 jours ; elle fut inoffensive après 102 jours.

Cependant, il est un fait sur lequel je désire attirer l'attention, c'est que le bacille de Koch ne résiste pas aux rayons solaires. M. Strauss a tué une culture de bacille en l'exposant une demi-heure au soleil de juin ; il est donc permis dè conclure que plus il entre de lumière dans un endroit où séjourne le bacille de Koch, moins cet endroit est un foyer de contagion (appartements éclairés); que ce qui se rapproche le plus de la lumière solaire, comme l'électricité, a des chances de détruire le microbe et qu'un appartement éclairé à la lumière électrique a moins de chances de contagionner le locataire que s'il était éclairé par une autre lumière. Cependant cette hypothèse a été détruite par Sawizky.

Il a fait connaître de nouvelles expériences sur la durée de la virulence dans les crachats soumis à des conditions identiques à celles où ils se trouvent quand ils sont répandus sur le plancher de nos habitations. Il s'assura que les crachats ainsi desséchés peuvent conserver leur virulence pendant deux mois et demi, et il montra qu'il n'y avait pas de différence entre les crachats maintenus dans l'obscurité et ceux exposés aux rayons solaires. Ainsi, il est acquis que la virulence du bacille de Koch est considérable, et comme le nombre des bacilles expectorés chaque jour a été estimé par Haller à sept milliards deux-cents millions en moyenne, on voit quel danger il y a au bout de plusieurs mois.

C'est le fait de la longue virulence du bacille et de sa résistance qui en constitue un des premiers dangers.

Un élève de Koch, M. Cornet, a semé sur un tapis des crachats bacillifères et versé de la cendre sur ces crachats.

48 cobayes ont été mis dans la chambre sur le tapis même, et M. Cornet a balayé rapidement le tapis.

46 cobayes sur 48 sont devenus tuberculeux.

Tappeiner (Wirchow's Archive, 1898) cite en 1879 l'observation d'un tyrolien, garçon de laboratoire, de forte constitution qui séjourna, par forfanterie, 20 minutes dans la chambre à expériences où des poussières tuberculeuses étaient en mouvement et succomba au bout de 8 semaines de tuberculose.

2° *La parole et la salive.* — La tuberculose peut encore se transmettre par la parole et la salive, Le fait a été prouvé par M. le professeur Chauffard, de l'hôpital Cochin, qui a fait parler un tuberculeux devant une plaque de gélose, constituant une culture. L'expérience a été positive.

3° *L'expiration.* — On a pensé que l'expiration pouvait être aussi une cause de transmission et on a fait barbotter l'air provenant de l'expiration d'un tuberculeux dans un litre d'eau stérilisée qu'on a injectée à des cobayes. Mais la tuberculose ne s'est pas reproduite. Je crois que l'expérience mériterait d'être renouvelée en recueillant l'air évidemment contaminé expiré par les tuberculeux sur un nouveau liquide à trouver.

4° *Les papiers*, les livres, les numéros d'omnibus, les rampes d'escaliers que la main suit instinctivement, sont encore des moyens de transmission. La *Presse médicale*, il y a quelques mois, citait un exemple de propagation de la tuberculose survenu dans une petite ville de Russie, chez des employés qui compulsaient des Archives. Les archives de Podwyssotzky citent, d'après le journal Rossia, un fait intéressant de transmission de la tuberculose par les pages des pièces d'archives sur lesquelles on trouva des bacilles de Koch et qui infectèrent 20 employés de la municipalité de Kharkow. (*Presse médicale,* 22 novembre 1899.)

6° *Les wagons, les voitures de places, les voitures cellulaires.*

Le Dr Praussnitz a fait, en 1891, une expérience avec les poussières recueillies dans les wagons de chemin de fer. Sur vingt cobayes inoculés avec de la poussière prise sur les tapis ou les planches de quatre wagons de voyageurs, cinq moururent tuberculeux. La poussière mortelle provenait du même wagon.

6° *Les agglomérations*, usines, ateliers, salles de

tribunaux, casernes, magasins, écoles, etc., peuvent être des sources de contagion.

7° Enfin, *l'habitation*, dans laquelle nous retrouvons outes les causes ci-dessus indiquées, est un des foyers les plus importants de la contagion, comme on va s'en convaincre.

CHAPITRE III

Contagion de la tuberculose par l'habitation

Les ravages de la tuberculose sont effrayants, on l'a vu.

La tuberculose a des causes multiples.

Voilà ce que je devais dire avant de parler des dangers de certaines habitations. J'ai signalé l'ennemi, on le connaît; il faut maintenant pénétrer dans son repaire et essayer de l'étouffer, s'il s'avise de s'asseoir au foyer des familles.

Après n'avoir vu dans les hôpitaux que de malheureux débris de la contagion, souvent par l'habitation, j'ai voulu remonter à la source du mal, saisir la misère sur place, entrer dans cette atmosphère *sui generis*, qui sent déjà la décomposition des tissus et du sang et qui nous monte au cerveau comme une odeur de mort.

Quelle épouvantable chose !

Ici, un pauvre jeune homme de 27 ans est étendu sur

une chaise longue ; sa figure respire quelque chose qui n'est ni la maladie ni la souffrance et qui ressemble à un regret, à un dépit avec, de temps en temps, des éclairs d'irritation. Les yeux sont éteints et sont ceux de l'ennui ; ses oreilles décollées étendent leurs pavillons déjà transparents ; ses lèvres sont singulièrement amincies ; elles dessinent les dents et le bourrelet de la mâchoire ; on dirait que le nez, aux fosses resserrées et engorgées, ne laisse plus cours à la respiration, tandis que l'expiration semble nulle ; c'est l'air qui manque à la fleur qui tombe ou c'est plutôt la fleur blessée qui ne peut plus se nourrir d'air et de lumière ; ses cheveux sont lisses et collés sur le front ; je crois qu'ils sont moites comme ceux d'un homme à l'agonie.

Je l'interroge un instant ; évidemment, il se plaint de ne pouvoir depuis longtemps se guérir d'une bronchite. Je le laisse dire ; il n'est pas phtisique, il est tuberculeux.

Il est trop tard ! il n'a plus que quelques grammes de poumons ; il n'y a plus rien à faire ; dans un mois, il ne sera plus là.

Sa mère, insouciante du danger, me dit qu'elle espère ; je me garde bien de détruire son illusion. Sa jeune sœur lui sourit, mais son regard m'effraie ; on me dit qu'elle tousse et maigrit depuis qu'il est malade ; effectivement, elle est atteinte, elle aussi ; c'est une nouvelle contagionnée de l'habitation.

Dans quelques mois, elle aura jeté au monde son dernier sourire et sera ramenée près de son frère sous des fleurs et un drap blanc.

Là, c'est un jeune avocat de talent ; il me dit qu'il y a un an, sa sœur est morte dans la chambre d'à côté d'une maladie de poitrine. Il a, dit-il, les bronches atteintes ; il se trompe, ce sont les poumons ; son œil pétille sous les derniers reflets de la vie ; c'est encore un contagionné de l'habitation, et je suis bien certain que, derrière lui, il y aura dans tout ce qu'il aura touché et jusque dans le bois de son porte plume qu'il tourne nerveusement dans ses doigts, des effluves de mort.

Je n'en finirais pas si je devais rapporter toutes les observations prises au vif au cours des visites que, pendant ces derniers mois, j'ai été appelé à faire auprès des victimes de la contagion par l'habitation.

Je me borne à dire qu'après les horreurs de nos hôpitaux, je ne connais rien de plus triste que certains ménages qui disparaissent dans un même appartement, emportés l'un après l'autre, par l'action ténébreuse, mais mathématique de cette terrible maladie.

On conçoit que c'est dans l'habitation que viennent se réunir, comme en un faisceau de malédictions toutes les causes internes et externes de la tuberculose que j'ai signalées.

C'est là, quand on en est atteint, que la maladie vit, se meut, grouille, se développe, exhale son souffle infecté, distille son poison et meurt peu à peu en donnant la mort à d'autres.

C'est là qu'on rapporte du dehors et qu'on entasse, sans s'en douter, les germes qui se manifesteront bientôt par une effrayante pullulation de microbes ou de bacilles. Les parents se contamineront entre eux ; le père rapportera de l'usine, de l'atelier, d'une réunion publique ou d'une vulgaire voiture de place tout ce qu'il faut pour tuer ses petits enfants ; la mère aura traversé les rues de Paris, se sera mise en contact avec des centaines de tuberculeux ambulants, rencontrés forcément dans les grands magasins, et elle rapportera, cachés dans les franges et les plis de sa robe, non pas, comme Rachel, les dieux de la vie qui doivent faire la fortune de ses enfants, mais, comme Nessus, la poudre de feu qui ronge la chair jusqu'aux os, et elle jettera elle-même, sur toute sa famille, la robe de Déjanire. Les jeunes gens qui se seront contaminés dans des fréquentations mauvaises ne verront pas qu'ils rapportent au foyer paternel les germes qui les tueront demain, eux et peut-être toute leur famille. La domestique, le valet de chambre, brosseront les habits, balaieront les tapis, remueront le linge contaminé ; ils ne verront pas qu'ils ne font que déplacer la mort, la mettre à gauche quand elle était à droite, et, en soulevant la poussière partout, ils la jetteront dans l'air et elle sera absorbée par l'aspiration de la vie qui la poussera comme une cendre brûlante sur tout l'organisme.

Et quand la maladie commencera, on appellera cela malaise, langueur, anémie, bronchite ; il faudra toute l'expérience d'un praticien pour deviner le mal, l'appeler de son vrai nom, le dénoncer et le poursuivre jusque dans les plus fines ramifications du poumon.

Où sont les vrais responsables ?

Je n'ose le dire, mais voilà le fait brutal :

Un logement est habité par des personnes parmi lesquelles se trouve un tuberculeux qui le souille et l'empoisonne de ses crachats.Ces personnes déménagent. Le propriétaire qui n'ignore pas qu'il y avait chez elles un phtisique n'en a cure et par une économie sordide ou pour n'apporter pas même un retard d'un jour à la location de son appartement, néglige de le faire épurer. De nouveaux locataires s'installent dans le logis contaminé et l'un de ces nouveaux habitants, entré là sain et vigoureux, ne tarde pas à dépérir, victime de la contagion.

Et la famille doit encore s'estimer heureuse si un seul de ses membres est frappé.

Où est le coupable ?

Des expériences nombreuses ont démontré la présence du bacille de Koch dans les coins, les interstices des planchers, sur les murs, dans les boiseries.

On a pris de la poussière dans les appartements qu'on savait avoir été habités par des tuberculeux et on en a fait des cultures ; on a trouvé le bacille et on en a délayé dans de l'eau qu'on a inoculée à des cobayes qui devinrent tuberculeux. Tous les grains de poussière de l'appartement d'un tuberculeux en contiennent ; ils restent virulent pendant de longs mois ; c'est un fait acquis et c'est ce qui constitue le danger.

On comprend dès lors le danger que courent de nouveaux locataires dans un appartement qui a été habité longtemps par un tuberculeux qui vient d'y mourir.

L'appartement est d'autant plus dangereux que ce tuberculeux est arrivé au dernier terme de sa maladie : la consomption finale ; alors, il n'a plus la force de projeter ses crachats jusque dans les récipients qui doit les recevoir, et il crache n'importe où : sur les murs, les boiseries, le lit, etc. On peut dire alors que ce n'est plus dans la rue et les lieux publics que l'on contracte la tuberculose, mais chez soi et l'on est plus en sûreté contre cette maladie dans la rue que dans son propre logement, parce qu'on ignore si des tuberculeux n'y ont pas séjourné auparavant.

Cette pullulation et par suite cette contagion par l'habitation est d'autant plus grande que l'appartement est moins salubre. A ce propos, on peut dire qu'un appartement possède deux salubrités : la salubrité intérieure et la salubrité extérieure ; la première dépend du cubage de la pièce, de la quantité de lumière et d'air qui y pénètre, et de la propreté.

La seconde dépend de la situation, soit au nord ou au midi et du voisinage de l'appartement.

Qui n'est pas entré dans un de ces logements ouvriers où se trouvent réunies toutes les défectuosités de l'hygiène : manque d'air, nombre excessif des personnes, malpropreté, humidité ? Qu'un tuberculeux y crache, y tousse, que les murs et les planchers ne soient pas désinfectés, c'en est assez pour constituer un foyer de contagion.

Ainsi, en matière de tuberculose, la contagion par l'habitation est un fait certain de démonstration journalière tant dans le domaine de l'observation clinique que dans celui de l'expérimentation.

Les habitations devraient être construites de façon à ce que le nettoiement en soit rapide et aisé. Les appartements les meilleurs et où il y a le moins de danger de se contaminer sont ceux qui sont situés au midi, où pénètre largement la lumière, où il existe le moins de coins et qui sont les plus élevés. Un cinquième étage vaut bien souvent mieux qu'un premier. J'ajoute que dans l'ameublement, moins il présente de tentures, de rideaux, plus il est salubre.

Il faut surtout éviter de déplacer la poussière par le balayage à sec, qui ne fait que transporter le bacille de la cheminée sur la commode.

Une bonne précaution pour les habitants dans les logements collectifs est de nettoyer ou balayer avec des torchons ou linges humectés avec des solutions antiseptiques, afin de ne pas soulever de poussières.

Ce que je viens de dire des appartements peut s'appliquer aux hôtels et maisons meublées où les hôteliers ne font rien pour obtenir une désinfection en règle ; les hôtels sont très souvent des foyers fort dangereux de contagion dont on ne se défie pas.

Au Congrès de la Tuberculose, en 1893, M. le professeur Landouzy a demandé que des mesures de préservation contre la tuberculose ne soient pas seulement appliquées aux hôtels des stations fréquentées par les tuberculeux, mais encore à tous les hôtels et à ceux de Paris en particulier.

Très souvent, il se produit le fait suivant : un malade lymphatique, candidat à la tuberculose est envoyé à la Bourboule ou à Cannes avec une toux quinteuse ; il y arrive et occupe une chambre que vient de quitter un phtisique déjà avancé qui y a dormi, mangé, craché, e[t] ce candidat ne tarde pas à devenir un nouveau malade. Ainsi, que le logement soit salubre ou insalubre, la présence du bacille de Koch étant confirmée, voilà une source de contagion.

S'il est déjà naturellement insalubre, cette source devient un foyer qui rayonne, frappant dans le voisinage et établissant parfois une solidarité funeste entre tous les citoyens.

Dans un admirable travail sur les logements de la Pointe d'Ivry, M. Du Mesnil et M. Mangenot disent avoir trouvé des chambres occupées par 9, 11 et 14 personnes avec 2 mètres cubes par habitant.

Donc, deux causes d'insalubrité dans un appartement doivent toujours être présentes à la pensée :

L'insalubrité naturelle, qu'on peut diviser en *intra* et *extra* suivant l'intérieur de l'habitation et son voisinage.

L'insalubrité qui dépend des occupants passés et présents ; et il ne faut pas croire que le logement du pauvre soit le type unique de l'habitation insalubre ; il existe à Paris des maisons d'apparence superbe et luxueuse où sont accumulées les causes d'insalubrité.

En résumé, les conditions nécessaires et suffisantes pour qu'un appartement constitue un foyer de contagion sont celles-ci :

Il faut des coins où s'agglomèrent les bacilles : des tentures, des rideaux, des tapis où ils se localisent, des interstices où ils pénètrent et ne puissent être délogés ; que, par suite, le parquet ne soit pas parafiné.

Peu de lumière, peu d'air, conditions si souvent réalisées.

La présence enfin d'un tuberculeux pendant un mois au moins.

De telles conditions, dans un appartement qui n'est remis à neuf que tous les deux ans et plus encore et jamais désinfecté, suffisent amplement à créer une source de contagion et à offrir des dangers pour la société.

OBSERVATIONS

M. Arthaud, dans une communication au Congrès de la tuberculose donne les cas suivants :

I. — Une famille de onze personnes, toutes indemnes de tuberculose, vient de province s'installer dans un local où était mort un tuberculeux et non désinfecté ; trois mois après, éclataient des accidents tuberculeux chez tous les membres de cette famille.

II. — La veuve d'un médecin vient habiter Paris avec sa fille ; elle occupe un appartement et couche dans la pièce où le précédent locataire était mort de tuberculose ; quatre mois après, granulée chez la mère qui succombe ; la fille qui couchait dans une autre pièce est indemne.

III. — Un enfant de 12 ans est atteint de tuberculose par suite du séjour prolongé dans les bureaux de son père où un employé atteint de tuberculose avait été occupé. Après le fils, vient le tour du père, du grand-père ; la mère seule qui ne venait jamais dans le local, reste indemne.

IV. — Dans un rapport à l'Académie de médecine je lis :

Le 20 juin 1892, le docteur Ducar est appelé près de la famille R... habitant une localité de la banlieue. Père 41 ans, livreur ; mère 38 ans, 8 enfants dont l'aîné a 14 ans.

La mère ayant 8 enfants, l'un d'eux, Marguerite, âgée de 3 ans et le dernier âgé de 17 mois toussaient. L'appartement comprenait une antichambre, trois pièces, une cuisine et une chambre.

Dans une chambre couchaient 5 enfants ; dans l'autre couchaient le mari, la femme et les deux enfants malades. Cette chambre avait été occupé en avril 1888 par un M. C..., sa femme et deux enfants qui moururent tous trois de tuberculose dans l'appartement. Les papiers des murs n'avaient pas été changés ni même examinés ; on trouva qu'ils étaient maculés de crachats muco-purulents desséchés. Un locataire apprit que le tuberculeux avait l'habitude de cracher sur le mur. La désinfection fut réclamée, mais le locataire s'y opposa.

Plusieurs fragments du papier maculé furent confiés à M. le docteur Dubief qui en fit un examen bactériologique deux ans et demi après le décès du tuberculeux ; le bacille fut retrouvé ; deux cochons d'Inde inoculés succombèrent à la tuberculose généralisée. Or, les deux enfants, le père et la mère moururent tuberculeux.

Il résulte de là que le crachat tuberculeux projeté dans l'appartement peut s'y dessécher et rester virulent pendant deux ans.

V.— M. de Grammont, rédacteur d'un de nos grands journaux quotidiens a présenté sous le titre « Questions de prophylaxie » une observation poignante et d'une triste réalité ; il écrit :

« Il y a quelques jours, j'ai accompagné au cimetière un funèbre convoi orné de blanches couronnes virginales : le convoi emportait pour toujours la fille d'un de mes amis, une jeune fille d'à peine dix-huit ans.

Je l'avais connue vigoureuse et rose, poussant comme une fleur vivace, respirant la santé, réjouissant les yeux par la fraicheur de sa carnation et l'éclat de son regard...

Puis, un jour, ses traits ont commencé à se flétrir. Peu à peu son visage s'est émacié, ses joues se sont creusées ; elle a perdu ses belles couleurs, ses forces s'en sont allées... Elle est devenue si faible, qu'elle n'a plus pu marcher, plus se lever ; elle n'avait plus que le souffle... Et ce souffle même s'est éteint. Et elle est morte.

Morte, de quoi ? De l'implacable et irrésistible maladie qui à elle seule, fait plus de victimes que toutes les autres ensemble : la tuberculose, subitement déclarée et dont rien ne put arrêter les ravages. L'infernale phtisie avait fait d'elle sa proie. Elle l'a minée lentement, et, enfin, elle l'a tuée.

Mais comment ce terrible mal avait-il pu s'emparer d'elle ? La pauvre enfant de qui je parle appartenait à une famille robuste, saine, au sang riche et pur, dans laquelle il n'y avait eu jusqu'alors aucun cas de tuberculose. Il n'existait donc dans son ascendance aucun germe du fléau.

Elle était elle-même constituée admirablement ; elle respirait, je le répète, la force et la santé. Enfin, il ne lui était jamais rien arrivé qui pût expliquer en elle l'éclosion de la maladie effroyable. On ne savait à quelle cause l'attribuer.

La cause, c'était la contagion. Car, ce qui fait le danger de la phtisie, ce qui accroît sans cesse le nombre de ses victimes, c'est qu'elle est éminemment contagieuse.

À force de chercher, de s'enquérir, on finit par découvrir que l'appartement, où notre jeune fille était venue habiter avec ses parents quelque temps avant d'être atteinte, avait été précédemment loué à une famille, qui parmi ses membres comptait un poitrinaire arrivé à la dernière période du mal. Le pauvre diable s'en était allé mourir dans le midi ; l'appartement, devenu vacant, avait été livré *tel quel* aux nouveaux locataires, et la malheureuse enfant occupait précisément la chambre que le phtisique avait souillée, contaminée, empoisonnée de ses crachats fourmillants de bacilles virgules. C'était là, à n'en pas douter que l'infortunée créature avait pris le germe funeste, contracté l'atroce maladie.

Chose odieuse : le propriétaire n'ignorait pas que, parmi ses précédents locataires, se trouvait un tuberculeux. Néanmoins, eux partis, il s'était gardé de faire remettre son appartement à neuf, ne l'avait même pas fait épurer. Et il avait bien défendu au concierge de souffler mot de la situation, de peur qu'on ne voulut pas louer, ou qu'on n'exigeât de lui au préalable des mesures d'assainissement.

C'est un hasard qui fit découvrir la vérité. Dès qu'elle leur fut connue, les parents de la malade la changèrent de pièce, et firent ce que le propriétaire n'avait pas eu l'honnêteté de faire, procéder à l'épuration du local. Il était trop tard. Le mal suivit son cours, et bientôt la tuberculose comptait une victime de plus. »

VI.— A l'hôpital Lariboisière, j'ai pris une observation qui m'a paru typique.

Salle Louis, lit n° 5, avril 1900

Regina F..., tuberculose sommet gauche, 17 ans.

Antécédents héréditaires. — Père et mère bien portants, aucune trace dans la famille.

Antécédents personnels. — N'a jamais été malade.

Il y a quatre ans était en apprentissage chez Mme P..., rue du Puys, n°..., habitait dans une chambre où couchait la fille de la maison, décédée depuis par tuberculose pulmonaire. Le frère également décédé depuis y toussait et crachait. Elle couchait avec la jeune fille et n'a commencé à tousser et à maigrir qu'à partir de ce moment.

Aujourd'hui, elle présente des lésions de deuxième ordre.

L'appartement, abandonné, est resté sans être désinfecté...

Mais combien n'y a t-il pas d'exemples analogues ? Dans combien de cas, la phtisie n'est-elle pas le résultat de l'installation dans un logis antérieurement habité par des phtisiques ? Cohabiter avec des tuberculeux est dangereux ; mais succéder dans un local à des tuberculeux ne l'est pas moins. Et dans le premier cas, au moins, connaît-on le péril et peut-on s'en préserver. Dans le second cas, on l'ignore et l'on ne prend aucune précaution.

Cela ne devrait pas être ; et il y aurait un moyen bien simple d'obvier à ce genre de contagion. Il faudrait seulement que parmi les obligations, d'ailleurs bien minces imposées par la loi aux propriétaires, figurât celle d'assainir les locaux à chaque changement de locataire.

Lorsqu'un locataire quitte un appartement, il devrait être interdit au propriétaire, sous peine d'une forte amende, de laisser s'y installer un locataire nouveau, avant d'avoir pris la précaution, prise trop tard par les parents de la jeune fille qui vient de mourir, c'est-à-dire avant de l'avoir désinfecté. C'est l'affaire de deux heures, une dépense insignifiante, et cette précaution suffirait pour empêcher le retour de malheurs semblables à ceux que je viens de signaler.

Ainsi, la tuberculose est partout, elle s'étend par contagion, gagne chaque jour du terrain et chaque jour apporte de nouvelles preuves de transmissions par l'habitation ou la cohabitation, au dossier déjà si grossi de sa transmissibilité.

CHAPITRE IV

Les maisons, sources de contagion à Paris

J'ai cru nécessaire de confirmer tout ce que j'ai dit
jusqu'ici des dangers de l'habitation en général par des
données certaines que j'ai été autorisé à emprunter aux
archives de la Statistique municipale.

Depuis longtemps, j'avais la pensée de classer par
quartiers, par rues, par maisons, les cas de décès par
tuberculose pulmonaire qui ont eu lieu à Paris dans ces
dernières années, afin de savoir quelles sont les rues et
les maisons de Paris qui présentent le plus fort contingent
de décès ou de contagions par tuberculose, ces maisons
constituant des repaires, des foyers de propagation.

J'ai dû consulter pour ce travail le « Casier Sanitaire »,
journalier qui existe à la préfecture de la Seine.

Ce Casier Sanitaire des habitations de Paris est divisé
par rues, par quartiers, par arrondissements.

Chaque maison est représentée par un feuillet imprimé
indiquant les détails de la situation sanitaire de l'immeu-

ble. D'un coup d'œil, on peut voir quelles maladies transmissibles ou épidémiques ont eu lieu dans chaque
maison et même à chaque étage. Combien de fois et
pour quelles affections on a pratiqué la désinfection,
enfin quel est le degré de salubrité des appartements ;
toutes indications restées jusqu'ici confidentielles et qui
permettent de rechercher l'origine des foyers épidémiques.

Comme le classement complet que j'aurais désiré faire
aurait exigé un travail de plusieurs mois, je n'ai pu, à
mon grand regret, que me borner, pour le moment, à
quelques rues du IIIe arrondissement, celui où la mortalité est relativement assez forte et comme je ne pouvais en même temps désigner les rues et les numéros
sans porter atteinte à la propriété, j'ai cru suffisant de les
signaler par les lettres A B C D E. Le service du Casier
Sanitaire les connaît.

Les résultats que j'ai obtenus sont consignés dans le
tableau ci-dessous. On peut y voir que sur cinq rues
contenant 95 maisons et 3712 habitants il y a eu en cinq
ans 138 cas de tuberculose pulmonaire répartis sur
19 maisons infectées. Si l'on pointe ces cas de tuberculose pulmonaire aux numéros des maisons où ils ont eu
lieu pendant la période 1895-1900, on trouve que dans
une rue X ce sont les maisons portant les numéros Y
ou Z qui sont les plus éprouvées et qui présentent toujours des cas de décès par tuberculose ou nouvelles contagions.

Chacune des maisons répondant à ces numéros constitue donc un foyer de contagion. Il y a une cause.

Cette cause est souvent révélée par l'enquête qui démontre que dans ces maisons, il y a un appartement ou plusieurs précédemment infectés par tuberculose et restés sans être désinfectés ou que l'infection s'est faite par contiguïté à un appartement infecté et désinfecté.

Et si l'on compare le nombre de désinfections faites, pendant la même période, dans ces dites maisons, on le trouve bien souvent inférieur à celui des décès ; il est donc permis de conclure à l'existence dans chacune d'un foyer non désinfecté et resté virulent.

Rue A

A l'examen de ce tableau, on constate que dans la rue A, 4 maisons sur 24 constituent des foyers :

Le n° 16 présente 8 cas de tuberculose pendant 5 années
—   22   —   7   —   —
—   26   —   6   —   —
—   9   —   4   —   —

Le n° 16 est donc le principal foyer de contagion pour cette rue, en comparaison des autres maisons ; puis par ordre viennent les n°ˢ 22, 26, 9. Ces quatre maisons, à elles seules, fournissent, dans cette rue, toute la mortalité par tuberculose.

Pour le n° 16, en particulier, sur 8 cas de tuberculose, il y a eu 6 désinfections réparties ainsi :

Un   cas en 1895   suivi   de désinfection
Deux cas en 1897   —
Un   cas en 1898 non suivi de désinfection
Trois cas en 1899   suivis de désinfection
Un   cas en 1900 non suivi de désinfection.

La Maison foyer de Contagion

STATISTIQUE représentant le nombre des décès ou des passages de tuberculeux ayant eu lieu et le nombre des désinfections faites dans les maisons de 5 rues du IIIᵉ arrondissement de Paris pendant les années 1895-1900, c'est-à-dire à partir de l'application de la loi du 30 novembre 1892 en juillet 1900.

IIIᵉ Arrondissement : 5 rues représentant 3712 habit., 95 maisons, 138 cas de tubercul. 59 désinfection

Rue E : 21 tuberc. / 13 désinf. / 18 maisons — Rue D : 11 tuberc. / 4 désinf. / 7 maisons — Rue C : 38 tuberc. / 21 désinf. / 24 maisons — Rue B : 25 tuberc. / 11 désinf. / 22 maisons — Rue A : 43 tuberc. / 20 désinf. / 21 maisons

Les chiffres ordinaires représentent les numéros des maisons où il y a eu des cas de décès par tuberculose. — Les chiffres italiques représentent les numéros des maisons où il y a eu désinfection.

	1895		1896		1897		1898		1899		1900	
Rue A.	15..	*15*	26..		9...		22.22.22	*22.22.22*	1......	*1*	1...	*7*
	16..	*16*	26..	*3*	11...	*11*	6......	*6*		*8*	22...	
	22..	*22*	12..		16.16	*16.16*	9.9....	*9*	16.16.16	*16.16.16*	16...	*11*
	22..		8..	*8*	22...	*22*	16.:....		26......	*26*	9...	*9*
	26..		17..		26...		7.. ...		30......	*30*		
	26..		11..		.....	*3*	1......		32......	*32*		
			7..		.....	*32*			18......			
			1..	*1*								
Rue B.	21..		8..		9...	*9*	....	*12*	15......		11.11	*11*
	21..		15..		11...		9......		12......			
	14.14	*14*	....	*11*			11......	*11.11*	14.14...			
	8..						21......	*21*	....	*18*		
	....	*7*					8.8....					
							20......	*20*				
Rue C.	7..		3..	*3*	26...	*26*	7.28...	*7.28*	7......	*7.28.28*	6...	
	20..		9..	*9*	2...	*2*	....	*22.22*	22.22.22		26...	
	9..	*9*	14..		20...	*20*	14.14...	*14*	....	*25*	.....	*28*
	19..		....	*19*	22.22	*22*	3.3....	*3.3*	2......			
	18.18	*18*	....	*22*	.....	*25.18*	22.16...	*16*	18......	*18*		
	10..				.....	*7.14*	26......	*26.6*	8......	*8*		
	20..	*20.20.20*					20.:....	*20*	14.14.14	*14.14.14.14*		
Rue D.	6..		4..	*4*	1...	*1*	1......		6......			
	6..				3...	*3*	6......					
	....	*1*			6...	*6*						
Rue E.	18..		19..		18...	*18*	7......	*7*	2ᵇⁱˢ.2ᵇⁱˢ.		11...	*14*
	19..		2ᵇⁱˢ.		14.14	*14*	9......		19......	*19*	.....	*18*
	12..		12..		2ᵇⁱˢ..	*2ᵇⁱˢ 2ᵇⁱˢ*	18......		21.21.21	*21.21*		
	....	*13*			.....	*19*	14......	*14*	18......	*18*		
					.....	*12*	2ᵇⁱˢ....	*2ᵇⁱˢ 2ᵇⁱˢ 2ᵇⁱˢ*	....	*3.9*		
									12......	*12*		

Ainsi, en 1898, le décès par tuberculose n'ayant pas été suivi de désinfection, trois nouveaux cas se sont produits en 1899.

Je pourrais appliquer ces explications à chacun des numéros des maisons relevées dans le tableau et procéder par comparaison entre les cas et les désinfections faites chaque année :

Le n° 22 donne 5 désinfections pour 7 cas de tuberculose
 —   26   — 1 .   —   6 cas   —

Ce n° 26 n'a pas été désinfecté pendant les trois premières années, la tuberculose a continué son œuvre; en 1899, la désinfection a eu lieu et jusqu'aujourd'hui, il n'y a pas eu de nouveaux cas.

Rue B

4 maisons sur 22 constituent les foyers.

Dans cette rue, les numéros des maisons 14, 8, 11, 21, présentent pour chacune de ces maisons le même nombre de cas de tuberculose, soit 4 cas; ce sont 4 foyers de contagion uniques dans cette rue, les autres maisons sont indemnes.

Le n° 14, en particulier, présente 2 cas de tuberculose en 1895, suivis d'une seule désinfection; cela paraît suffire cependant à enrayer le mal pendant 3 années : 1896, 1897, 1898. En 1899, éclatent 2 nouveaux cas qui n'ont pas été suivis de désinfection, attendons-nous à de nouveaux cas cette année !...

Pour les autres :

      Le n° 8 donne   aucune   désinfection
       —   11   —   4   désinfections
       —   21   —   une seule   désinfection

Rue C

Dans cette rue, 5 maisons sur 25 constituent les foyers de la contagion. Ce sont les maisons portant les numéros 14, 22, 28, 18, 26.

<pre>
        Le n° 14   présente   6 cas
         —   22   —   5 —
         —   20   —   4 —
         —   18   —   3 —
         —   26   —   3 —
</pre>

Il y a eu, en désinfections :

<pre>
        N° 14   6 désinfections
         — 22   5   —
         — 20   4   —
         — 18   3   —
         — 26   2   —
</pre>

On voit que le nombre des désinfections augmente dans cette rue et dans les dernières années.

Rue D

Dans cette rue, une maison sur 7 est le foyer.

C'est le n° 6 qui présente 5 cas de tuberculose pour une seule désinfection.

Rue E

Dans cette rue, 5 maisons sur 18 sont les foyers : n° 2 *bis*, 18, 14, 19, 21. C'est le n° 2 *bis* qui présente le maximum des cas de contagion.

<pre>
N° 2 bis présente 5 cas de tuberculose, on a fait 5 désinfections
  — 18   —   4   —   —   3   —
  — 14   —   4   —   —   3   —
  — 19   —   3   —   —   2   —
  — 21   —   3   —   —   2   —
</pre>

Augmentation du nombre des désinfections dans les dernières années.

Et l'on pourrait continuer ainsi pour les autres rues du 3ᵉ arrondissement de Paris, puis pour celles de tous les autres arrondissements : travail long et considérable, mais d'importance capitale, et l'on verrait qu'à Paris, il y a des maisons qui, toujours les mêmes, sont des lieux d'infection et de contagion de la tuberculose. Ce fait est-il dû à l'insalubrité externe ou interne, à l'agglomération, à la présence de tuberculeux passés et présents dans ces maisons ? L'enquête seule peut le révéler.

On a vu qu'il y avait des maisons qui, sans présenter de cas signalés de tuberculose, ont été désinfectées sur demandes, ce qui confirme la disposition que présente le public à la désinfection.

Pour achever ce chapitre, je dirai que, les travaux faits au service du Casier Sanitaire de la ville de Paris par le personnel ont amené cette conclusion : ce sont les maisons à six étages qui présentent la plus grande proportion des décès par tuberculose et j'ajoute que la plupart des maisons signalées dans le corps de ce chapitre pour les rues A B C D E, sont à six étages.

La statistique donne la proportion suivante :

Proportion de décès par tuberculeux : (maisons à six étages) pour 100 habitants 2,45 %.

(Maison à trois étages) 1,61 %.

Proportion par total de décès par maladies transmissibles : (maisons à six étages) 3,08 %.

(Maisons à trois étages) 2,60 %.

CHAPITRE V

Lutte contre la tuberculose

CE QU'ON A PROPOSÉ. — CRACHOIRS. — SANATORIA. —
HOPITAUX ET SALLES D'ISOLEMENT.
DÉSINFECTION. — DÉCLARATION OBLIGATOIRE

Devant ce fléau, il a fallu organiser la lutte et ce fut
une question d'initiative publique et privée.

Que fallait-il faire ? Combattre les diverses causes de
la tuberculose, fortifier le terrain, combattre le bacille.

Le terrain : L'empêcher de s'affaiblir, de s'anémier,
fortifier sa résistance et supprimer toute cause tendant
à l'amoindrir (siphylis, alcoolisme) : œuvre individuelle.

Le bacille : 1ºL'empêcher de pénétrer dans l'organisme.

2º Mettre l'organisme dans un état dit d'immunité de
façon à empêcher l'action néfaste du bacille, à ne
donner aucune prise à la toxine tuberculeuse (les sérums).

Ce second point fait l'objet de travaux et d'expériences

à l'Institut Pasteur et des hommes de mérite, courageux travailleurs, y usent leurs jours et leur santé.

Quant au premier, c'est celui vers lequel se sont dirigés bien des efforts ; c'est la lutte contre le microbe venu du dehors.

Des commissions se sont formées, des conférences ont eu lieu, de nombreux ouvrages ont été publiés, tout a été mis en œuvre ; les Pouvoirs Publics s'en sont eux-mêmes occupés, mais combien peu ! Voici néanmoins ce qui existe :

1°. — PROPOSITIONS DE CRACHOIRS

Les expériences de Koch et de Villemin ont démontré que l'expectoration était la source des bacilles tuberculeux et de la contagion ; on a donc pensé de suite à créer des crachoirs hygiéniques et antiseptiques qui, comme a dit M. le professeur Landouzy, puissent recueillir et détruire les secréta bacillaires et constituer un moyen de propagande hygiénique.

Sur un rapport de M. Fortin, au conseil municipal, la délibération suivante fut adoptée :

Le Conseil,

Considérant que la projection des crachats sur la voie publique est l'un des agents les plus actifs de la propagation de la tuberculose ;

Considérant qu'une réforme en ce sens des habitudes du public serait très favorable à la décence et à la propreté de nos voies,

« Délibère,

« Des plaques émaillées, de dimension suffisante pour être « lisibles de loin, seront apposées dans les principales voies

« de Paris et établissements publics. Elles porteront l'ins-
« cription suivante :

Lutte contre la Tuberculose

Le public est prié

DE NE PAS CRACHER SUR LES TROTTOIRS

Il n'y a pas attentat à la liberté individuelle quand il s'agit de l'intérêt collectif et social.

Le projet de plaques fut repoussé au Conseil, mais on vota l'apposition de 2.000 affiches.

Cependant, la proposition Fortin recueillit parmi le monde savant un grand nombre d'adhésions.

En voici quelques-unes :

Adhésions

Je ne saurais que m'associer à votre désir de voir disparaître la fâcheuse habitude qu'ont bien des gens de cracher à terre. Comme vous, je pense que les pouvoirs publics ne peuvent guère intervenir que sous forme de bons conseils.

Dr POTAIN,
Membre de l'Académie de médecine,
Professeur à la Faculté, médecin des hôpitaux.

Non seulement le public ne doit pas cracher dans les omnibus, mais il faut lui interdire de cracher dans les wagons, dans les gares, dans les salles d'attente. Comme vous, je pense qu'il faut mettre le public en garde contre les crachats projetés sur les trottoirs. Des circulaires, des affiches murales au besoin, devraient recommander de cracher sur la chaussée, particu-lièrement dans le ruisseau, sans cesse lavé par l'arrosage. Il appartient au Conseil municipal de Paris de donner l'exemple dans cette lutte si ardue contre la tuberculose. Nulle tâche ne saurait être plus patriotique, plus humanitaire. Il y va de l'avenir de notre race.

Dr COMBY,
Médecin de l'hôpital des Enfants-Malades.

Mon avis, sur la question « crachats et cracheurs », de si grave importance au point de vue de l'hygiène et de la prophylaxie sociales, se résume dans cette proposition bien simple :

Les individus sains n'ont pas besoin de cracher. Les malades et les tousseurs ne doivent cracher que dans un crachoir. Le crachoir de poche devrait être obligatoire au dehors.

Dr André PETIT, médecin de la Pitié.

Vous proposez, avec raison, de demander aux Parisiens de ne plus cracher sur les trottoirs des rues.

La ville de Paris gagnerait infiniment en salubrité, hygiène, convenance et beauté, en réglant définitivement toutes ces questions par un règlement d'hygiène publique générale.

Armand GAUTIER,
de l'Institut, professeur à la Faculté de médecine,
membre du Conseil d'hygiène et de salubrité.

Les crachats répandus sur le sol et desséchés se mélangent aux poussières, et les microbes de la tuberculose qu'ils renferment pénètrent avec celles ci dans les voies respiratoires. Les produits de l'expectoration sont toujours dangereux, puisqu'ils renferment non seulement le bacille de Koch, mais encore les microbes de plusieurs maladies graves. Il faudrait faire comprendre que l'hygiène, d'accord avec la civilité puérile et honnête, interdit aux gens de cracher sur le sol en quelque endroit qu'il se trouvent.

Dr SIREDEY,
Médecin des hôpitaux.

Demander la suppression complète de toute expectoration dans les voitures ou sur la voie publique me parait une chose nécessaire que le public appréciera une fois qu'il sera mieux informé.

Dr DEMANGE,
Médecin de l'hôpital de Forges.

Votre invitation ne peut recueillir que des approbations dans le corps médical, et pour ma part je vous en félicite bien sincèrement. Aux Etats-Unis, depuis une dizaine d'années, nombre de municipalités n'ont pas hésité non seulement à engager les citoyens à ne pas cracher sur la voie publique, mais encore à le leur interdire formellement sous peine d'amende.

Dr TALAMON,
Médecin des hôpitaux.

Je ne puis qu'approuver les mesures d'assainissement que vous proposez, et notamment celle concernant la propreté des trottoirs de Paris.

Dr VARIOT, médecin des hôpitaux.

Je dois dire que l'usage du crachoir a été imposé dans les hôpitaux et sanatoria.

Le germe de la tuberculose pouvant se transmettre de l'homme tuberculeux à l'homme sain par les poussières provenant de crachats tuberculeux, il faut, pour se garantir de la transmission, que le public sache quel danger il y a à répandre les expectorations sur le sol, les tapis, les tentures, les rideaux, les serviettes, les mouchoirs, les draps ; il faut être convaincu que l'usage du crachoir doit s'imposer partout et pour tous ; les crachoirs doivent toujours être vidés dans le feu et nettoyés à l'eau bouillante ; jamais ils ne doivent être vidés ni sur le fumier, ni dans les jardins où ils peuvent tuberculiser les volailles, ni dans les latrines.

Pour ma part, je ne crois pas au succès des crachoirs dans les rues : la mesure m'en paraît peu pratique ; il faudrait en établir comme les urinoirs, mais en plus grand nombre cependant, et combien peu de passants daigneront s'accommoder à l'acte de l'expuition sous telle forme obligatoire ? On ne pourra jamais forcer un passant qui veut cracher à la suite d'un accès de toux à se retenir et à conserver pendant quelques minutes ce qu'il peut expectorer de suite. Il faut inculquer ce principe à l'enfant si l'on veut qu'il passe à l'état d'habitude.

Mais si on ne peut appliquer cette mesure aux rues, on peut l'appliquer à l'intérieur des maisons, celles-ci pouvant être considérées comme de petits sanatoria.

On a aussi parlé de crachoirs de poche, cela ne me paraît pas commode.

La *Presse Médicale*, dans son numéro du 2 mai dernier exprimait cette idée qu'il faudrait mettre à l'amende les ouvriers qui n'utiliseraient pas les crachoirs, amende qui, versée à une caisse de secours exclusivement fondée pour les ouvriers malades ne serait pas mal vue par eux.

Les gens qui ont la « sputation fréquente » comme dit Molière, ne sont pas faciles à convaincre et à corriger.

Les compagnies d'omnibus, de chemins de fer ont fait afficher une pancarte « défense de cracher ».

C'est très bien de dire cela, c'est se former à l'hygiène, mais se moquer des pauvres malades, car il y a deux façons de cracher, une par habitude et une autre par nécessité et maladie. Pour ceux-ci, il est nécessaire qu'ils crachent, a fortiori, s'ils sont des bacillaires, car on sait qu'avaler ses crachats pour un tuberculeux, c'est se tuberculiser davantage et faire passer le mal des voies respiratoires dans le tube digestif.

Mais on n'a oublié qu'une seule chose dans ces compagnies ; c'est d'installer des crachoirs !

Les casernes aussi devraient posséder cet instrument hygiénique, puisque la caserne est un autre foyer de contagion.

Bref, l'usage du crachoir est une mesure hygiénique, applicable aux riches comme aux pauvres.

2°. — LES SANATORIA

L'Etat a encore créé des sanatoria et des hôpitaux d'isolement pour tuberculeux ainsi que des salles d'isolement pour les tuberculeux dans les hôpitaux ordinaires.

Je regrette de dire que si la création des sanatoria est une mesure humanitaire, elle n'est pas jusqu'ici suffisamment démocratique ; il faudrait en modifier les conditions car ils semblent n'être faits que pour les riches ou les gens aisés, de même que les hôpitaux sont les sanatoria des pauvres ou des peu fortunés.

Que sont les sanatoria ?

Les sanatoria sont des maisons de santé situées en pleine campagne, à l'abri de la poussière et du vent, et, de préférence, dans des régions non humides. Le phtisique y trouve le grand air, nuit et jour, été ou hiver, l'alimentation abondante, le repos complet. Les malades passent six, huit, dix heures par jour, étendus sur des chaises longues, sans se lever.

Cette méthode de traitement, employée depuis 30 ans en Allemagne, a donné d'admirables résultats, et de

nombreux malades, à la condition d'avoir été soignés
dès le début de leur tuberculose, lui ont dû la guérison,
— tous y ont trouvé un soulagement et la prolongation
de la vie. La cure du sanatorium s'est répandue lentement en France pour diverses raisons, à cause de
l'initiative insuffisante des capitalistes et parce que les
malades français répugnent, dans une certaine mesure,
à la discipline qu'exige la vie dans un sanatorium ; cependant de nombreux Français se sont fait soigner dans
les établissements installés en Allemagne, en Suisse, en
Autriche, et, aujourd'hui des sanatoria s'élèvent un peu
partout, en Auvergne, dans les Pyrénées, en Algérie,
même en Corse (Dusseldorf, Gerbersdorf, Falkenslens,
Venctnor, Augicourt (récent en Seine-et-Oise).

Il n'est pas douteux, du reste, qu'on ait voulu, à tort,
faire une comparaison entre les résultats fournis par le
traitement méditerranéen et la cure dans les sanatoria.
Celle-ci donne de bien meilleurs résultats ; le traitement
méditerranéen ne convient qu'aux malades qui refusent
de le suivre. Mais les deux méthodes peuvent se concilier et la création de sanatoria aux environs de Nice
ou de Cannes permettra aux phtisiques riches de profiter
des avantages des deux traitements.

J'ai voulu avoir quelques renseignements sur les
mesures prises au sanatorium d'Arcachon et j'ai écrit à
M. le docteur B..., d'Arcachon, qui a bien voulu me
fournir les renseignements suivants :

« Persuadé que tout tuberculeux qui crache est un
« individu dangereux et contagieux, nous exigeons que
« chaque fois qu'il a habité une maison ou une chambre,
« celles-ci soient désinfectées après son départ.

« Pour ce faire, nous signalons le fait à un médecin
« que nous avons désigné à cet effet qui veille à la
« désinfection, y assiste et consigne ses observations
« sur un registre.

« Si un malade demande : Puis-je habiter tel chalet,
« telle chambre? nous envoyons un mot chez le confrère
« et si la désinfection prescrite n'a pas été effectuée,
« nous défendons au client d'y habiter.

« Le maire ne peut prendre, je crois, d'arrêté pour pres-
« crire la désinfection ; aussi avons-nous tourné la dif-
« ficulté.

« Comme toujours les locations se font par l'intermé-
« diaire d'agents de locations ; nous avons obtenu d'eux,
« qu'ils missent sur leurs baux la clause suivante :

« Toute maison habitée par un malade, sera sou-
« mise à son départ à la désinfection que le médecin trai-
« tant jugera bon de décider et aux frais du locataire.

« De cette façon, aucune difficulté ne se présente et
« nous sommes sûrs que tout est bien fait.

« Le médecin qui surveille a 10 francs par opération.

« La désinfection se fait aux vapeurs humides de
« formol, la literie, etc. à l'étuve.

« Dans le sanatorium que je construis, les murs sont
« recouverts de ripolin, les parquets sont en xilolithe (pro-
« duit nouveau) analogue au ciment, mais plus élastique
« et moins froid. Je crois que le bureau des omnibus a
« son parquet fait de cet enduit ainsi que le magasin du
« Bon Marché.

« La durée du séjour dans un sanatorium doit être au
« moins et suivant la gravité des lésions de un mois à

« plusieurs mois et le prix, étant chaque jour de 10 à
« 20 francs, il faut donc pouvoir disposer d'une somme
« de 300 francs et plus encore. »

3°. — A L'HÔPITAL

Tout cela est excellent quand on est riche ou aisé ;
mais quand on est pauvre, quand on ne peut quitter son
travail, abandonner sa famille, aller aux bords de la
Méditerrannée ou de l'Océan et s'installer dans ces sanatoria, où l'on paie 10 francs et 20 francs par jour, il faut
bien se contenter de l'hôpital. Or, on peut admettre que
si la tuberculose est la maladie de la misère et de la
privation, le nombre des tuberculeux dans la classe
pauvre doit être plus grand que dans la classe riche ;
il résulte, en effet, de la statistique que les quartiers
pauvres de Paris pour un même nombre d'habitants,
fournissent plus de décès et de cas signalés de tuberculose que les quartiers riches ; les hôpitaux sont donc
plus utiles au point de vue social que les sanatoria, parce
qu'ils sont destinés à plus d'individus.

Or, à la fin du dix-neuvième siècle, en France, voici
ce qui se passe quand un homme du peuple devient
tuberculeux :

C'est un ouvrier, de vingt à quarante ans, qui tousse
un peu. Il voit un médecin ou va à l'hôpital. On lui dit
que ce n'est rien, qu'il a pris froid, qu'il faut bien manger, ne pas boire d'alcool ; on lui ordonne de l'arsenic
ou de l'huile de foie de morue. Parfois cet ouvrier a une
pleurésie ; celle-ci dure quelques mois, puis guérit. Le
malade va mieux, tousse moins. Mais, l'hiver suivant,

la toux reprend, notre homme maigrit, s'affaiblit un peu.

Il va à l'hôpital, on lui donne de bons conseils, on lui recommande de manger beaucoup et de travailler peu ! Mais c'est un pauvre diable qui a une femme et des enfants à nourrir, et ces conseils-là, c'est bon pour un rentier. On ne lui conseille guère d'entrer à l'hôpital ; on sait bien que l'hôpital n'est pas installé pour les phtisiques ! Du reste, les salles sont pleines de tuberculeux plus avancés, et il faut bien des lits pour les phtisiques, pour les pneumoniques, pour ceux qui ont une maladie de cœur, pour les malades auxquels le médecin sera plus utile qu'au tuberculeux qui n'aura pas une nourriture faite pour lui, ni l'air pur et renouvelé sans cesse qui lui est indispensable.

Un jour, le phtisique crache du sang, ou bien maigrit de plus en plus, il a de la fièvre. On le reçoit enfin.

Dans des salles où trente, quarante malades sont couchés, dix, vingt, parfois sont des phtisiques. Ils sont maigres, pâles, fébriles, pitoyables. Les fenêtres sont fermées, ils manquent d'air. La nourriture est mal préparée, le médecin ne peut ordonner au phtisique les aliments qui lui conviennent, le phtisique mange peu et mal, et il reste là jusqu'à la mort qui le délivre.

4°. — SALLES D'ISOLEMENT

Enfin l'isolement des tuberculeux à l'hôpital me semble une impossibilité pour cette raison que les malades entrent à l'hôpital pour une affection aiguë, alors qu'ils ne sont pas encore tuberculeux ; ce n'est qu'après un certain temps, quand ils sont alors en convalescence, qu'on voit se déclarer chex eux les signes cliniques de la tuberculose; or, la question serait de déterminer à quelle période de cette maladie, il conviendrait d'isoler les malades, car il est constant que sur 50 cas constatés de tuberculose, il y en a 20 qui ont pris leur origine et leur développement dans les maladies pour lesquelles ils ont été reçus à l'hôpital.

5°. — LA DÉSINFECTION

Mais un des rudes adversaires, contre lequel la tuberculose a fort à lutter est celui représenté à Paris par le service de désinfection et d'assainissement de l'habitation, dépendant de la préfecture de la Seine et à la tête duquel se trouve M. le docteur A. J. Martin. Soutenu par son avant-garde, qui est le bureau de statistique dirigé par M. le docteur Bertillon, ce service est d'une puissante utilité pour les habitants de Paris.

Le service municipal de désinfection pratique les opérations de désinfection qui lui sont signalées ou demandées, qu'il y ait eu ou non de déclaration officielle des maladies donnant lieu à ces mesures prophylactiques.

Il y a quelques années, M. Deschamps, dans un rapport budgétaire au Conseil municipal, a montré quelle part ce service avait eu dans l'amélioration sanitaire de la capitale et comment il parvenait à diminuer d'une façon évidente la fréquence des décès dûs aux manifestations épidémiques à Paris.

Il consiste à :

1° Désinfecter les objets directement apportés aux stations publiques de désinfection par les particuliers ;

2° Ceux qui ont été pris à domicile sur la demande des particuliers ou des services administratifs (maire, médecins, commissaire de police) ;

3° Désinfecter les locaux contaminés.

Depuis 1893, le service de désinfection a pratiqué à la demande des familles ou des médecins un nombre de désinfections qui va en croissant et qui ont dû concourir à abaisser la mortalité par maladie contagieuse.

En 1893 il y a eu 8128 désinfect.
    1894   —   7514   —
    1895   —   9925   —
    1896   —   7840   —
    1897   —   10194   —
    1898   —   22741   —

C'est en 1893 que ce service a acquis son fonctionnement régulier ; jusqu'en 1877 il est resté à peu près stationnaire, mais depuis cette époque il s'est brusquement élevé à 50.015 et déjà, depuis les 5 premiers mois de l'année courante, il est de 28400.

M. Landrin, Conseiller municipal, a dit dans son rapport, présenté au nom de la 6ᵉ commission, sur l'extension du service de la désinfection :

« Dans les six *premiers mois de cette année les demandes* « *de désinfection* à domicile *ont augmenté dans une* « *grande* proportion. Cette augmentation de demandes « doit nous réjouir, car elle démontre que la désinfection « des appartements et logements contaminés, ou qui

« pourraient l'être, entre de plus en plus dans les
« mœurs de la population parisienne ».

Ce qui prouve que le service de désinfection a pris
une grande extension, c'est le relevé suivant des opérations de désinfection par nature de demandes de 1893
à 1900.

Opérations de désinfection (par nature de demandes).

ANNÉES	1893	1894	1895	1896	1897	1898	1899 (?)
Mairies........	11.465	7.015	7.229	5.161	5.662	6.016	6.141
Docteurs-méde-cins.........	3.340	3.069	1.770	1.814	1.903	1.859	2.787
Particuliers....	7.904	10.889	10.467	10.283	8.371	12.727	19.910
Hôpitaux......	4.166	2.880	3.128	3.156	3.866	3.416	3.343
Police.........	3.366	4.260	4.938	8.219	6.329	8.211	12.736
Services muni-cipaux	2.168	7.681	8.819	5.709	7.974	15.068	16.966
Enseignement.	2.250	2.121	2.295	2.205	2.004	2.718	1.910 (1)
	34.659	37.915	38.646	35.416	36.109	50.015	63.793

L'augmentation est surtout considérable, on le voit, pour les
désinfections demandées, et même elle l'emporte, dans cette
première catégorie, pour les désinfections qui sont directement
demandées aux stations, ce qui montre que le public sait de
mieux en mieux s'adresser au service pour en obtenir une intervention rapide. Il n'y a diminution que pour les désinfections
offertes à la suite d'informations provenant des hôpitaux ou de
la direction de l'Enseignement. Il faut en attribuer la cause à
l'empressement des particuliers à demander directement la
désinfection dès le départ du malade à l'hôpital ou dès qu'un
cas de maladie transmissible est constaté chez un enfant des
écoles communales.

(1) Pour les statistiques, l'année 1899 est calculée en ajoutant aux opérations effectuées pendant les onze premiers mois celles qui ont été faites
au cours du mois de décembre 1898; les chiffres donnés pour l'année
entière sont par suite diminués.

Conformément aux décisions du Conseil municipal, ces désinfections sont faites à la suite des demandes adressées par les particuliers ou offertes à ceux-ci par l'Administration. Dans le premier cas, les particuliers sollicitent l'intervention des agents du service, en en faisant directement la demande aux stations de désinfection, ou bien ils font cette demande à des services administratifs, mairies, Préfecture et commissariats de police ou tous autres services qui peuvent se charger de cette transmission. Dans le second cas, les services de la direction des Affaires municipales, les hôpitaux, la direction de l'Enseignement, etc., qui sont informés de l'existence de cas de décès de maladies transmissibles, en avertissent le service municipal de Désinfection, qui se rend aux domiciles signalés.

On le voit, tous les efforts des hygiénistes ont tendu à restreindre le dessèchement et la dissémination par l'air des crachats de phtisiques. Ces mesures datent de quelques années et déjà les bons effets s'en font sentir.

6°. — LA DÉCLARATION OBLIGATOIRE

ET LA LOI DU 30 NOVEMBRE 1892.

Les mesures prophylactiques qui viennent d'être successivement exposées sont certes excellentes mais encore insuffisantes.

La déclaration obligatoire pour les maladies désignées par la loi du 30 novembre 1892 a beaucoup multiplié le nombre des désinfections et diminué le nombre des cas et des décès pour ces maladies ; en revanche, si le nombre des cas de tuberculose a augmenté, c'est, sans doute parce qu'elle n'est pas comprise dans la liste des maladies prévues par cette loi.

Pourquoi ne pas appliquer à l'habitation, considérée

comme un petit sanatorium, les dispositions exigées dans les sanatoria ?

Parce qu'en France, bien à tort, on craint de terroriser le tuberculeux et sa famille en révélant le danger de la contagion ; les anglais, plus pratiques, loin de cacher aux malades leur situation s'efforcent de la leur faire connaître à l'aide d'avis imprimés et d'instructions affichées dans les chambres, qui leur indiquent les précautions qu'ils doivent prendre à l'hôpital et en dehors dans leur propre intérêt et celui de leur entourage.

On a craint que la divulgation de cette affection n'entraînât des conséquences fâcheuses au point de vue des relations sociales ; cependant, c'est un devoir pour le médecin traitant d'avertir la famille du tuberculeux des dangers de la contagion et il y aurait peut-être un moyen de concilier ce devoir impérieux avec le sentiment de compassion qui doit nous porter à cacher au phtisique la gravité de son mal, ce serait d'étendre à toutes les maladies à expectoration fréquente (*pneumonie, laryngite, bronchite, catarrhe pulmonaire, coqueluche, rougeole*) la pratique de la désinfection et la destruction des crachats.

La mesure ainsi généralisée n'aura plus pour les phtisiques la signification révélatrice que l'on redoute et on rendra ainsi un nouveau service à la prophylaxie générale, car ces maladies respiratoires se transmettent comme la tuberculose par l'intermédiaire de l'expectoration desséchée et réduite en poussière.

Il ne faut donc pas craindre de révéler à un phtisique sa situation en lui représentant que sa maladie est

curable et que l'application de cette mesure de prophylaxie est faite dans un but social, dans son intérêt et
celui de ses semblables.

J'estime qu'il y a quelque chose de beaucoup plus
cruel et inhumain que de laisser comprendre à un
malade qu'il est phtisique, c'est de faire de lui sciemment
et volontairement un foyer de propagation de la tuberculose et de le laisser faute de précautions suffisantes trans;
mettre sa maladie à sa femme, ses frères, sa famille
et ceux qui viendraient après lui s'infecter du bacille.

Il faut secouer cette crainte, et suivre l'exemple des
autres nations dont nous verrons tout à l'heure l'esprit
d'initiative privée et individuelle.

On a argué : est-il donc nécessaire de désinfecter
après qu'un tuberculeux est mort dans un appartement,
car, s'il y a eu infection dans l'entourage du phtisique,
la désinfection finale est inutile ?

Erreur ! Le passage de conditions insalubres dans des
conditions salubres suffit souvent à arrêter une tuberculose en évolution.

Le mieux est de désinfecter l'appartement pendant la
maladie, puisque les crachats sont les agents contagion-
nants ; mais s'il peut paraître difficile de mettre cette
mesure en pratique, la désinfection *post mortem* ou
après départ n'en reste pas moins préférable à l'absten-
tion absolue.

Les hésitants ont encore dit : en admettant qu'on
décrète l'obligation de cette mesure avec quoi désin-
fecterez-vous ?

Désinfecter un logement, a dit le docteur A.J. Martin,

c'est vouloir y faire pénétrer dans toute ses parties un agent capable d'y détruire en surface et en profondeur les germes nocifs qui peuvent partout y être déposés ; or, les qualités à rechercher dans un agent désinfectant sont : 1° la destruction rapide, sûre, définitive des principes virulents ; 2° l'innocuité absolue ou relative pour les habitants, les objets, les appareils ; 3° le bon marché, la facilité de l'emploi, l'absence d'odeur désagréable.

7°. — AGENTS DE DÉSINFECTION

Possède-t-on un agent désinfectant qui ait ces qualités ?

Parmi les méthodes de désinfection que nous possédons, il en existe deux à l'heure actuelle, applicables aux logements : l'emploi des gaz antiseptiques ou le lavage des surfaces à l'aide de désinfectants appropriés. A priori, la première de ces méthodes paraît supérieure, elle semble destinée à devenir l'opération de choix dans un temps plus ou moins proche ; un moment même on a pu croire avoir trouvé dans le Formol ou ses dérivés le corps gazeux qui allait combler tous les desiderata de la question de la désinfection : mais les dernières expériences pratiquées sur la série formolique, en arrivent toutes à conclure à l'insuffisance du procédé : c'est ainsi que dans la thèse présentée par le docteur A. G. Kermektchieff, et intitulée : Formol et désinfection des locaux contaminés ; on lit que si « on a reconnu aux vapeurs du formol un pouvoir désinfectant de surface incontestable, il n'en est pas de même de leur pouvoir pénétrant, et cette question est actuellement en litige. »

Les vapeurs sèches de formo-chlorol sont bien meilleures. Elle paraissent remplir un peu mieux les conditions et ont cet avantage qu'elles ne détériorent pas les objets.

CHAPITRE VI

Nécessité de la désinfection obligatoire des habitations

On a vu combien peu sont fondées les raisons qui s'opposeraient à la déclaration et à la désinfection obligatoires.

Au contraire, de tous côtés aujourd'hui, des mains se lèvent pour les réclamer comme une nécessité.

Voici le vœu récemment émis par la Commission d'hygiène du 5e Arrondissement de Paris et qui devrait être adopté par tous ceux qui ont souci de la santé publique.

1º La tuberculose doit être considérée comme contagieuse au premier chef ;

2º Il est facile dans une famille aisée de demander à l'occasion de cette maladie la désinfection qui ne sera jamais refusée ;

3º Mais la plupart des tuberculeux habitant de pauvres

logements, la désinfection ne sera faite que si elle est rendue obligatoire.

4° Il y a lieu d'assimiler la tuberculose aux autres maladies contagieuses et de la soumettre à la désinfection obligatoire.

Le collège Médical de Hambourg publiait en 1896 cette instruction populaire pour éviter la tuberculose :

1° Les locaux où les phtisiques ont vécu ou sont morts doivent être désinfectés.

2° On ne doit pas s'emménager dans un appartement où vient d'habiter un phtisique avant qu'il ne soit désinfecté.

Cette désinfection des appartements au départ de tout locataire durant la maladie ou post mortem, est reconnue si nécessaire aujourd'hui que je lis dans le *Journal d'hygiène*, en date du 20 juillet 1899, une lettre ouverte adressée à M. Ch. Fortin, conseiller municipal de Paris, par M. le docteur Charlier :

La désinfection des appartements que vous vous réjouissez de voir accepter par la population parisienne, est une mesure excellente et le corps médical la préconise chaque jour. Elle n'est pas obligatoire comme on pourrait le croire en vous lisant, mais il ne faut pas le déplorer. Vous le constatez vous-même, elle entre de plus en plus dans nos mœurs par la seule persuasion qui est toujours plus efficace que la contrainte.

Dans les compagnies de chemins de fer, lorsqu'il s'agit de transporter un animal, la compagnie est tenue par une surveillance rigoureuse de désinfecter à fond le wagon, ce logement d'un jour qui a servi au transport de cet animal malade ou non, le plus souvent sain. Il me semble que cet exemple vient justifier le désir si rationnel de voir imposer aux propriétaires l'assainissement obligatoire et contrôlé des locaux à chaque changement de locataire, car c'est surtout sur ce dernier point que j'insiste. Si j'ai essayé de démontrer toute la nécessité qu'il y avait de désinfecter un appartement pendant l'évolution de la tuberculose et *post mortem*, ce que je réclame surtout, c'est l'assainissement de tout appartement après le départ de ses locataires malades ou bien portants. Si ceux-ci, bien souvent, sont tenus d'acquitter au propriétaire le prix des dégâts qu'ils ont pu faire pendant leur passage dans l'appartement, pourquoi n'auraient-ils pas le droit, en revanche, d'exiger de tout propriétaire une désinfection après départ du dernier locataire occupant, ou après leur propre départ?

La *Presse médicale* du 19 avril 1899 écrit ce qui suit au sujet de la désinfection obligatoire après départ des locataires : « Le Conseil d'hygiène de la Seine a discuté, au cours de sa dernière séance, un rapport de M. Leroy « des Barres sur la nécessité de rendre obligatoire pour « les propriétaires, après chaque déménagement, la « désinfection des appartements vacants.

« M. Leroy des Barres, tout en reconnaissant les « avantages qu'aurait l'adoption de cette mesure géné- « rale, a proposé au conseil de se borner provisoirement « à émettre le vœu : que la désinfection soit obligatoire « au moins dans tout local où est signalé un cas de « maladie contagieuse, etc. etc. »

Que faut-il pour que cette désinfection des appartements se fasse d'une façon absolue après tout départ de locataire, suspect de tuberculose, pendant la maladie et *post mortem*? Il faut :

1° Convaincre les familles de la nécessité de la déclaration, ce qu'on ne peut faire que par les écrits, les conférences multipliées, la peur que de nouveaux cas se reproduisent dans la famille, la dépense à effectuer, *ad hoc*, étant comprise dans les frais du traitement;

2° Tout médecin doit être tenu de faire cette déclaration; c'est son plus impérieux devoir, surtout celui d'engager la famille à faire cette déclaration;

3° Engager les propriétaires, essayer de les décider à la désinfection, c'est le plus difficile. C'est une question d'intérêts qui s'agite; ils ne le voudront pas toujours; cependant, si une loi les frappe, les y contraint, il faudra bien qu'ils la supportent et l'acceptent.

Nous avons vu au début de ce modeste travail, que c'était la tuberculose qui présentait le plus grand nombre de demandes de désinfection, et que ces demandes émanaient en majorité des particuliers; cela prouve une certaine bonne volonté de la part du public, qui semble ne pas répugner à une loi qui rendrait obligatoires et la déclaration de la tuberculose et la désinfection des appartements qu'on soupçonnerait contaminés.

M. le professeur Cornil a toujours reconnu la nécessité et l'utilité de cette loi, les services que rendrait au public la désinfection des appartements laissés vacants, et il a le grand mérite d'en être, je crois, le promoteur.

On sait que la nouvelle loi sanitaire qui prévoit la désinfection et les moyens de prophylaxie, après avoir été votée à la Chambre, a subi un échec au Sénat.

Faut-il craindre ce qui se passa en Italie au sujet de la loi sanitaire qui, avant d'être adoptée, fut ballotée pendant 20 ans de la Chambre des députés au Sénat et vice versâ, car il y avait là, comme en France, opposition entre les intérêts privés et l'intérêt général, qui finit néanmoins par triompher ?

J'estime que, s'il est un devoir social qui s'impose aux Pouvoirs publics, c'est le vote de cette loi.

Le peuple ne demande pas mieux que de faire son devoir, surtout quand on lui démontre que c'est son intérêt; mais l'État doit le diriger et savoir lui faire comprendre l'utilité de ces prescriptions et le danger qu'il courrait à ne pas s'y conformer.

Il faut que le Sénat affirme sa volonté de prendre part à la lutte contre la tuberculose, ce terrible chancre; en votant cette loi, il fera un acte d'utilité nationale et d'humanité.

Enfin, il ne suffirait pas au législateur d'ordonner la déclaration obligatoire; il faudrait encore prévoir et ordonner les moyens de défense; ce serait imiter ainsi la Norwège qui, dans son projet de loi *ad hoc*, à l'article 4, a inscrit :

« Dans le cas où le malade tuberculeux refuserait les « mesures nécessaires de prophylaxie, l'autorité est « autorisée à ordonner son transport immédiat dans un « hôpital ».

Enfin, j'ai recueilli, relativement à la déclaration obligatoire de la tuberculose et à la désinfection obligatoire des appartements, les opinions de M. le docteur A.-J. Martin, inspecteur-général de l'Assainissement de l'habitation, dont la compétence en cette matière est indiscutable ; celle de M. le docteur Thoinot, professeur-agrégé à la Faculté de médecine, dont on connaît l'autorité dans toutes les questions de prophylaxie, en même temps qu'il est l'un des plus ardents promoteurs de la lutte contre la tuberculose ; celle de M. le docteur Bertillon, chef du service de statistique à la Préfecture de la Seine ; celle du distingué secrétaire de la Faculté de médecine, M. le docteur Pupin.

Tous ces Maîtres se sont montrés partisans déclarés de cette mesure qu'ils reconnaissent de première utilité.

J'aurais pu en recueillir d'autres, si je n'avais craint d'abuser.

L'ouvrage si complet de M. le professeur Brouardel, Doyen de la Faculté de médecine de Paris, sur « la dissémination de la tuberculose à Paris et en province » parle éloquemment en faveur de la thèse que je soutiens et je dois avouer que ce travail m'a encouragé à développer, autant que je le pouvais, le sujet que j'ai choisi.

Je terminerai ce chapitre en exprimant l'opinion de M. le professeur Landouzy :

« Si l'on veut, dit-il, que s'organise vraiment la lutte
« contre la tuberculose, ce ne peut être que par l'appli-
« cation sévère d'un programme de réformes dont on
« peut tracer ainsi les principales lignes: l'élevage
« scientifiquement pratique ; l'éducation physique par-
« tout organisée, la santé et la vigueur enseignées
« comme des vertus ; l'hygiène privée et publique codi-
« fiée, la tuberculose inscrite parmi les maladies de

« déclaration obligatoire, des sanatoria partout créés ;
« l'assistance du tuberculeux et de sa famille organi-
« sée ; la salubrité des habitations surveillée ; l'alcoo-
« lisme dénoncé comme « faisant le lit de la tubercu-
« lose » ; l'instruction à tous degrés mise au service de
« la prophylaxie des maladies évitables ».

Je ne pense pas qu'on puisse résumer mon sujet en termes mieux appropriés et plus précis.

Si ce programme de M. le Pr Landouzy était strictement observé et appliqué, les ravages de la tuberculose diminueraient chaque année et cette terrible maladie finirait peut-être par disparaître du sol de France.

CHAPITRE VII

Prophylaxie de l'habitation

Essai d'une mesure de prophylaxie de l'habitation, le casier sanitaire de la maison.

Il arrive presque toujours qu'on loue un appartement sans s'occuper de l'état de santé des locataires qui vous y ont précédé et qui ont laissé de leur séjour des traces d'infection qu'il n'est pas difficile de constater, on l'a vu dans le corps de ce travail. Or :

Il devrait exister à Paris, comme il en existe en Italie, un service de médecins inspecteurs des habitations, dépendant de la Préfecture de la Seine, sous la direction d'un médecin Inspecteur Général et dont les fonctions consisteraient à inspecter à une époque déterminée, tous les dix jours, les hôtels, appartements non habités en vue de signaler à la Préfecture ceux de ces appartements ou hôtels qui leur sembleraient suspects ou ne pas remplir les conditions de salubrité exigées.

Les inspecteurs sanitaires auraient mission, comme tous agents de la Préfecture, de se faire présenter soit par les propriétaires, soit par leurs représentants ou gérants un *Livre Sanitaire*, indiquant l'état sanitaire historique de l'habitation de tout appartement qui serait mis en location. Il serait constitué ainsi :

1° Etat sanitaire des derniers locataires de chaque appartement, consigné dans un certificat de santé que le propriétaire serait tenu de réclamer avant le départ et qui déclarerait qu'ils ne sont pas atteints par la tuberculose (on pourrait remonter à une période rétrograde de dix années).

2° Relevé légalisé du nom et du nombre des maladies infectieuses, décès par tuberculose, constatés dans l'immeuble depuis la dernière inspection, leurs conséquences et les opérations de désinfections et d'assainissement qui auraient eu lieu. Les médecins inspecteurs, après avoir vérifié au besoin les déclarations qu'on leur aurait soumises, rédigeraient en double leurs procès-verbaux d'inspection dont ils transmettraient l'un à la Préfecture et laisseraient l'autre au propriétaire.

C'est celui-ci, dit *Livre Sanitaire*, que tout propriétaire serait tenu de mettre à la disposition de ses futurs locataires.

Cette proposition que je fais me paraît d'ordre éminemment social et dicté sans aucun esprit de parti pris contre les propriétaires. On a prétendu que cette mesure rendrait plus difficile la location des immeubles ; cela est vrai pour les propriétaires qui ne s'y soumettraient pas ; bien au contraire, ceux des propriétaires qui se conformeraient strictement à cette mesure, posséderaient des immeubles qui seraient bientôt recherchés.

Je crois que cette mesure serait fort appréciée dans les quartiers riches en attendant qu'elle le soit dans les quartiers pauvres.

Elle aurait pour le public cet avantage qu'elle obligerait les architectes à veiller un peu mieux à l'emplacement, à la disposition des locaux, au nord ou midi, au choix des papiers, souvent dangereux, à l'humidité, à la hauteur, au cubage d'air des pièces, etc. etc.

J'ajoute enfin que cette mesure ne coûterait aux locataires que le soin d'exiger *ce livre sanitaire* et aux propriétaires rien que l'obéissance et le souci de leurs propres intérêts.

CHAPITRE VIII

Intervention des pouvoirs publics

CE QUE PEUVENT FAIRE L'ÉTAT ET LES DÉPARTEMENTS.

1°. — CE QUE PEUT FAIRE L'ÉTAT

L'Etat a de rudes et pénibles devoirs que les passions politiques, l'intérêt des partis, l'inconstance et l'instabilité des ministères et les ressources budgétaires ne lui permettent pas toujours de remplir.

Mais il en est un qui s'impose, parce qu'il tient à la racine même de la vie nationale ; c'est de veiller à la santé publique, de faire des citoyens robustes qui puissent travailler et combattre et de rechercher les causes qui peuvent augmenter le chiffre de la population.

Notre organisation nationale est certainement supérieure à celle des peuples antiques, mais il faut avouer qu'elle lui est bien inférieure au point de vue de la conception de la formation et de la conservation de tout ce qui constitue la vie purement physique des peuples.

Avant nos Ecoles du Moyen-Age, avant Justinien, avant les Romains et même les Spartiates, on avait compris le *mens sana in corpore sano* et l'on faisait de la santé publique la première loi et le premier devoir de l'Etat.

Dans tout l'Orient asiatique, à peine les peuples ont-ils eu l'idée de la souveraineté qu'ils ont imposé à leur chef un Conseil de Savants ou Mages dont la mission consistait à veiller sur la santé du peuple. Aujourd'hui encore, l'homme le plus en faveur dans les cours d'Orient est le *Maalem*, ou le savant, qui sait révéler la cause du mal, la prévenir ou la supprimer.

Les rois d'Assyrie et de Perse n'étaient que des Rois-Médecins.

Moïse a écrit tout un code de salubrité publique et il n'a pas hésité à en faire la base de toute sa législation et de son gouvernement.

Socrate, le sage, dont l'esprit d'une profondeur étonnante avait entrevu et presque révélé les mystères de toutes nos sciences modernes, est victime, comme beaucoup de savants, de l'ignorance et de l'ingratitude de ses concitoyens. Il a osé dire à ses élèves que le premier dieu des gouvernants ne devait pas être Jupiter, qui ne se souciait que des délices de l'Olympe, mais Esculape, qui se montrait le père et l'ami des peuples en prévenant ou en guérissant leurs maladies. Socrate,

par sa franchise, devient un conspirateur ; il doit mourir,
mais auparavant, il tient à confirmer sa conviction et c'est
à Esculape, le médecin des peuples, qu'il recommande
d'offrir pour lui un sacrifice.

Je dis cela parce qu'il me semble certain que, malgré
toute notre bonne volonté et tous nos travaux, nous,
médecins, nous ne pourrons jamais rien faire pour
enrayer le mal que nous dénonçons partout si nous
n'avons pas le concours des Pouvoirs Publics.

Que peuvent-ils donc faire ?

Je n'irais pas jusqu'à demander la création d'un
Ministère de la Santé publique ; je suis convaincu qu'il
serait tout aussi utile et aussi bien accueilli et même plus
populaire que beaucoup d'autres, mais je nose espérer
un pareil ministère, qui serait pourtant d'utilité publique,
et je m'estimerais très heureux si, en attendant un autre
progrès, on créait au Ministère de l'Intérieur une
Direction de la santé publique, qui serait chargée de la
proposition ou de l'application des lois et règlements
concernant la santé et l'hygiène générale de la nation ;
ce serait, par les services qu'elle rendrait, la direction la
plus utile et nous verrions bientôt peut-être le *ministère
de l'assistance et de la santé publiques* ; le ministère des
beaux-arts n'a pas été créé autrement. Cette création
non seulement ne coûterait rien, mais ferait encore
réaliser à la nation de réels profits.

En effet, et je ne prends ici qu'une partie des désastres
publics annuels, combien y a-t-il de personnes en France
qui meurent de tuberculose ? On en compte 150,000
environ. Retranchons en 50,000 représentant les femmes.

il y a encore 100,000 capitaux humains, pères, fils, soldats, ouvriers du présent et de l'avenir, que la tuberculose jette chaque année dans le gouffre noir. Or, avec une vie moyenne de 50 ans on peut établir que la France perd tous les ans 30,000 francs environ d'intelligence et de travail par homme perdu, soit 3 milliards de francs.

Le chiffre est effrayant !

En supposant que sur 100,000 tuberculeux, nous ne parvenions avec toute notre science à n'en sauver que la moitié, nous aurions encore fait gagner chaque année è la France un milliard et demi.

En attendant, je désirerais pour ce qui regarde le sujet spécial que je traite, que l'Etat, soucieux de la santé publique, effrayé par le nombre des victimes annuelles de la tuberculose, dû à la contagion, appuyàt le projet de loi sur la protection de la santé publique.

On sait que ce projet a été présenté le 3 décembre 1891 à la chambre des députés par M. Constans, alors ministre de l'intérieur. Rapporté par M. Langlet, le 13 juillet 1892, ce projet fut discuté et voté les 26 et 27 juin 1893 par la Chambre.

Le texte arriva alors devant le Sénat. M. le professeur Cornil fut nommé rapporteur. Le Sénat discuta la question en 1893, puis en 1895 ; des modifications furent apportées au rapport Cornil ; on ne put se mettre d'accord et les choses en restèrent là,

Un nouveau projet de loi sanitaire a été rédigé, tout dernièrement, par la commission compétente, et l'article 7 de ce nouveau règlement, porte sur la désinfection obligatoire pour tous les cas de maladies épidémiques prévues à l'article IV.

Je souhaite, et je le réclame de toutes mes forces, que la tuberculose soit comprise dans cette liste et sa désinfection rendue obligatoire.

Alors, on pourra dire que l'Etat aura rendu un réel service à la nation française et fait acte vraiment social quand il aura accéléré le vote de cette loi.

2°. — CE QUE PEUVENT FAIRE LES ADMINISTRATIONS DÉPARTEMENTALES ET COMMUNALES

L'Etat a tous les devoirs comme toutes les responsabilités, c'est vrai, mais il n'est pas hygiéniste et ne peut pas tout faire. Il ne peut que seconder les efforts des administrations départementales et communales qui doivent prendre, quand il s'agit d'hygiène surtout, toutes les initiatives.

On parle toujours de décentralisation, or, c'est ici qu'il est à propos de sortir de la routine des vieux régimes, de ne pas s'obstiner à ne rien faire sans aller chercher dans les hautes sphères des inspirations et des conseils qu'il est si facile de trouver dans la simple compréhension des intérêts publics.

Il existe, je crois, dans tous les départements et auprès des préfectures des conseils d'hygiène, c'est bien. Il y a même des sociétés d'hygiène indépendantes, dont les services sont fort appréciés et des sociétés médicales, dont les travaux scientifiques présentent souvent une réelle importance. Le fonds est donc créé et il ne reste plus qu'à lui donner une forme utile et vraiment pratique.

Je voudrais qu'il y eût dans chaque département, une

Direction générale de la santé publique et une sous-direction dans chaque arrondissement. Les cantons seraient confiés à des inspecteurs et les communes à des agents. C'est donc toute une administration à créer? Parfaitement, et elle s'impose. Le directeur général et les sous-directeurs seraient nommés par les conseils généraux et nommeraient eux-mêmes leurs agents. Ceux-ci seraient ou les docteurs régionaux ou les instituteurs qui seraient heureux de faire appliquer un enseignement qui entre aujourd'hui dans leur programme.

La direction générale recevrait ses instructions de la direction de la santé publique, dont je demande la création si patriotique au Ministère de l'intérieur et serait chargée de l'application de toutes les lois ou règlements édictés sur l'insistance de la Faculté de médecine de Paris et sanctionnés par l'Académie de médecine qui est le grand Conseil d'Etat de la santé publique.

Une telle organisation, qu'il faudrait dégager de tous les impedimenta administratifs et à laquelle il conviendrait de laisser ses couleurs locales, vu la diversité des climats, des besoins et même des tempéraments, en vaudrait bien une autre et rapporterait au pays une valeur d'hommes et d'argent inappréciable. Après cinq ou dix ans de fonctionnement régulier, je suis certain qu'on ne crierait plus partout à la grande dépopulation de la nation française.

Et les fonds! car c'est toujours la question. Je crois qu'en France, le budget de la santé ou plutôt de la misère générale, formé par des subventions, droits et prélèvements de toute sorte, doit se chiffrer par 225 millions de francs,

juste la moitié de notre ancien budget de guerre. Or,
les départements, que cela regarde, peuvent-ils détacher
de ce budget 25.000 francs par département ? Peuvent-ils
réaliser des économies sur l'emploie de leurs fonds ?
Les Conseils généraux peuvent-ils imposer jusqu'aux
impôts eux-mêmes, c'est-à-dire faire comprendre aux
municipalités que la Patrie exige qu'une part sur leurs
octrois, redevances, concessions, licences et patentes
soit réservée au service de la santé publique ? Très certainement.

Et comme il s'agirait en définitive pour chaque Conseil général de confier à une seule direction tous les
hôpitaux, hospices, asiles, infirmeries des prisons, etc.,
on pourrait comprendre dans le budget général les
dépenses que nécessiterait la création d'un service de
santé dans chaque département. Quant à l'Etat, il ne
marchanderait pas ses faveurs, auxquelles on est toujours sensible ; personne ne souffrirait et tout le monde
y gagnerait.

Il y a là un très beau projet à élaborer et digne de tous
ceux qui sont convaincus comme moi que la santé
publique doit être la *suprema ratio regum*, c'est-à-dire
le grand guide de tous ceux qui détiennent même
la plus infime portion des pouvoirs publics.

CHAPITRE IX

CE QU'ON FAIT A L'ÉTRANGER. — MESURES PROPHYLAC-
TIQUES ET SANITAIRES CONTRE LA TUBERCULOSE

On voit qu'aujourd'hui la société est armée contre le fléau dont elle est atteinte. Elle doit considérer la guérison de la tuberculose comme un immense problème social, qu'elle peut résoudre.

A l'étranger, la lutte est engagée et déjà elle a produit des résultats remarquables. Tandis qu'en France, nous perdons du temps, nous parlons sans agir et que les phtisiques français continuent à mourir dans les lits d'hôpitaux, où ils vont se coucher jusqu'au dernier jour, les étrangers, voyant dans cette mortalité par la tuberculose une cause d'affaiblissement pour la population, ont l'énergie de voter des lois et d'élaborer des règlements, nous donnant ainsi un grand exemple d'humanité, de philanthropie et de vrai socialisme national.

J'ai eu la curiosité de rechercher, relativement à la question présente, ce qui existe dans les pays autres que la France. J'ai écrit à différentes autorités scientifiques, à des commissions sanitaires et voici les renseignements que j'ai pu recueillir :

Allemagne

A Berlin, par arrêté du Préfet de police en date du 8 décembre 1890, la tuberculose des poumons, du larynx est ajoutée à la liste des maladies à la suite desquelles la désinfection est toujours obligatoire, toutes les fois qu'elle s'est présentée dans les établissements de séjour ouverts au public, maisons de santé privées, hôtels, pensionnats, maisons meublées. Les chefs de ces établissements ont à cet égard les obligations inscrites dans l'arrêté du 4 août 1890. Les médecins qui y soignent ou connaissent les tuberculeux sont tenus de le notifier dans les 24 heures, à la Commission sanitaire.

Ainsi, les propriétaires sont responsables personnellement de l'exécution de ces mesures sanitaires. En cas d'infraction, y est-il ajouté, ils deviennent passibles d'une amende allant quelquefois jusqu'à 30 marcs et ont à supporter les frais de la désinfection ordonnée d'office par l'autorité (Cologne, Francfort-sur-Mein, Dusseldorf, ont suivi cet exemple).

Amérique du Nord

« La tuberculose pulmonaire est une maladie infectieuse
« communicable, dangereuse pour la santé publique. Tous les
« médecins établis dans notre cité (New-York) ont le devoir de
« signaler par écrit au Service de santé le nom, l'âge, le sexe,
« la profession et l'occupation de tout sujet qu'ils traitent pour
« cette maladie et tout nouveau cas, dès la première
« semaine. Tout administrateur, directeur, chef ou médecin
« d'institution publique ou privée ou de dispensaire, établi dans
« la ville, devra faire connaître au Service de santé par écrit le
« nom, l'âge, le sexe la profession et le dernier domicile de tout
« individu atteint de cette affection, et les nouveaux cas, dès la
« première semaine de leur apparition. Tout malade et tout
« directeur d'établissement public est tenu de se conformer
« scrupuleusement aux circulaires et prescriptions sanitaires
« émanant du Service de santé et qui ont pour unique but de
« prévenir et d'arrêter les ravages de la tuberculose. »

Angleterre

M. le professeur Brouardel dans son rapport sur la
Dissémination de la tuberculose cite la lettre suivante que M. d'Estournelles de Constant, chargé
d'affaires de France à Londres, écrivait en 1892 :

« Les Anglais tâchent d'assainir le plus possible leur maison ,
« et non seulement leur maison, mais leur rue, leur quartier, leur
« ville, le pays tout entier. Les propriétaires s'associent pour pré-
« venir toute négligence dont puisse souffrir la communauté,
« négligence qui exposerait son auteur et ses voisins, d'abord
« aux dangers d'une maladie, ensuite à d'autres risques m até
« riels ; car le prix des loyers est en raison directe de la bonne
« réputation de la localité : telle ville, tel quartier, telle maison

« est-elle salubre? C'est la première question que pose tout
« futur acquéreur ou locataire.

« Les particuliers sont donc les promoteurs de toutes les
« mesures d'hygiène qui leur paraissent opportunes; ils en
« décident l'adoption et en surveillent l'exécution. L Etat
« n'intervient pas sans nécessité absolue. »

Et M. le professeur Brouardel ajoute :

« Je crois avec M. d'Estournelles que le rôle de l'Etat devrait
« être surtout celui d'un contrôleur, pouvant obliger une ville
« à s'assainir. Mais comment fonctionne en Angleterre ce
« mécanisme un peu compliqué? Je crois qu'il est difficile de
« s'en rendre compte sans aller sur place en étudier les diffé-
« rents rouages, et que c'est le seul procédé par lequel on pourra
« déterminer comment un système qui a donné de si bons
« résultats peut s'adapter à nos mœurs et à nos lois en France. »

En Ecosse et en Irlande, le nombre des phtisiques
est plus considérable qu'en Angleterre, d'après le dernier
recensement, la moyenne des décès par phtisie est
celle-ci :

Angleterre...................... 13.6
Ecosse......................... 17.3
Irlande........................ 20.7

Cela tient à ce que les lois sanitaires anglaises ne sont
pas appliquées identiquement dans ces trois pays.

M. le professeur Brouardel a dit :

« Quand une loi touche aux actes de la vie journa-
« lière et personnelle, elle ne peut-être efficace et obser-
« vée que si l'opinion la réclame. »

Il en est ainsi en Angleterre.

Italie

On lit dans le règlement d'hygiène de la commune de Rome, *Regolamento d'igiene per il comune di Roma :*

Il est enjoint aux particuliers et au personnel médical, d'après la loi du 22 décembre 1888, de déclarer comme maladie contagieuse et infectieuse entre autres, la tuberculose pulmonaire qui aurait lieu dans les habitations, ateliers, lieux publics, écoles. La déclaration doit être faite au maire qui la transmettra à l'office sanitaire de la commune sous cette forme :

Déclaration

Nom....., prénom....., âge....., habitation....., depuis quelle époque..... Provenance du malade.....

Diagnostic certain ou présumé de la tuberculose.....

Il est recommandé de déclarer si le médecin traitant a pris toutes les mesures d'urgence prescrites par la loi ou le règlement à l'effet de prévenir la diffusion de la maladie.

Art. 216. — Tout médecin traitant doit pourvoir à l'isolement d'un malade atteint de tuberculose.

Pendant le cours de la maladie, il est enjoint aux médecins traitants de pourvoir à la désinfection des objets à usage domestique du personnel du malade ou des autres habitants de la maison qu'ils jugeraient pouvoir devenir des véhicules de l'infection.

Il existe en Italie des médecins inspecteurs hygiénistes pour l'inspection sanitaire, la propreté des habitations, ateliers, places publiques, écoles, etc. La dénonciation des maladies infectieuses se fait par un personnel technique spécial sanitaire municipal.

Il existe un établissement spécial de désinfection : désinfections à domicile.

Je lis à l'article 234 du même règlement que dans les cas de tuberculose produits dans les lycées, écoles, hospices, les malades seront, sous la responsabilité des directeurs et médecins de ces établissements, éloignés et renvoyés soit dans leur famille, soit dans des hôpitaux publics et on procédera à la désinfection soignée des locaux occupés, ainsi que des objets à leur usage.

Quand il y aura un cas de mortalité par tuberculose dans un établissement privé, on devra faire le transfert du malade dans un hôpital ou un autre endroit. Sur la sommation du médecin traitant on fera la désinfection de l'appartement et de tout ce qui aura été à l'usage du malade tuberculeux.

Il existe des pénalités pour l'inobservation de ces règlements consistant en une amende variant de 51 à 500 lires c'est-à-dire de 51 à 500 francs.

Le gouvernement italien exige un rapport mensuel sanitaire de toutes les communes du royaume sur l'état sanitaire de chaque pays, lequel est envoyé à la direction générale de la statistique et doit indiquer les causes des maladies ayant un caractère infectieux et épidémique déclaré par les médecins traitants. Les bulletins sanitaires mensuels seront renvoyés aux ministères de l'Intérieur par les maires; s'il y'a urgence de maladies, ils en aviseront immédiatement le ministre de l'Intérieur et dans ce cas il faut les envoyer chaque semaine.

. Lors même qu'il n'y aurait pas de maladie, ils sont obligés d'envoyer une déclaration qu'il n'y en a pas.

. Les médecins doivent toujours, par l'intermédiaire des maires, tenir le ministère en information de la santé publique, car le gouvernement italien se considère comme le tuteur de la santé publique.

Belgique

A Anvers, lorsque plusieurs cas de tuberculose se sont produits dans une maison, les locataires sont reçus dans un local à eux affecté par la commune dans lequel ils doivent rester tant que leur maison n'aura pas été désinfectée.

Amérique du Sud (République Argentine)

Le docteur A. Coni, correspondant de l'Académie de Médecine, s'exprime ainsi sur la question :

En 1892, j'ai eu l'honneur de réorganiser l'Assistance publique et l'Administration sanitaire. Depuis, le service de désinfection fonctionne régulièrement ainsi que la déclaration obligatoire et l'isolement des malades contagieux.

J'ai fait inscrire la tuberculose parmi le groupe des maladies à déclaration obligatoire, obligeant l'isolement des tuberculeux dans un hôpital spécial.

Sur 144 décès par tuberculose pulmonaire en 1897, à Buenos-Ayres, on avait fait 765 désinfections, c'est-à-dire la moitié ; mais comme une partie importante de ces décès s'est produite dans les hôpitaux, la désinfection s'applique aux deux tiers des cas ayant eu lieu dans des maisons particulières.

Norwège

« La fréquence de la tuberculose en Norwège a augmenté pendant les dix dernières d'années ; elle est stationnaire ou diminue un peu dans les départements de l'est, mais cette diminution est plus que contrebalancée par une augmentation continuellement croissante dans tous les districts de la côte de l'Ouest et du Nord. On ne connait pas les raisons spéciales de ce phénomène, et à défaut d'un autre procédé rationnel, MM. C. F. Larsen, chirurgien-major de l'armée, Claus Hansen, chef de service de l'hôpital communal de la ville de Bergen, frère d'Armauer Hansen, et M. Holmboe, chef du service sanitaire de l'Etat, ont élaboré quelques projets de loi, dont celui de MM. Hansen et Holmboe a été adopté avec quelques modifications par le gouvernement et est sur le point d'être discuté par l'Assemblée nationale; il propose la déclaration obligatoire de tous les cas de tuberculose avec sécrétions contagieuses, c'est-à-dire surtout la déclaration des phtisiques. *Si le médecin traitant du malade trouve cela utile*, c'est le devoir du président de la Commission sanitaire ou de son substitut de visiter l'habitation du malade pour obtenir, si possible, une amélioration de son état hygiénique. En outre, la commission sanitaire doit faire examiner, et si c'est nécessaire, corriger les conditions hygiéniques quand plusieurs cas se sont déclarés dans une famille, une maison, un atelier, un petit village, etc. Ce projet réclame même l'hospitalisation obligatoire dans des cas exceptionnels où une propreté convenable ne peut pas être obtenue par des avertissements, des conseils, des secours sur place, etc.

Finalement le projet propose la désinfection obligatoire, quand un malade meurt ou déménage ».

Telles sont, à l'étranger, les mesures adoptées.

CONCLUSIONS

Pour conclure et résumer tout ce qui est contenu dans le corps de ce travail, je dirai que :

La tuberculose prend chaque jour une marche envahissante, alors que celle des autres maladies contagieuses s'est ralentie.

On devient tuberculeux par suite de causes intérieures à l'individu, qui l'ont rendu tuberculisable en créant dans son organisme un terrain propice à la naissance et au développement du processus tuberculeux, ou bien par suite de causes à lui extérieures qui ont produit le même effet en transportant en lui le bacille par l'effet de la *contagion*. Cette contagion a des causes multiples, notamment celle de l'habitation. Peut-être faudrait-il tout d'abord diriger nos armes contre ce qui me paraît être la principale cause du mal : *l'habitation* ; ce serait la tâche de l'initiative privée et de l'initiative publique.

Pour cela, tout en applaudissant aux prudentes mesures qui ont été prises jusqu'ici et aux efforts qu'on a faits pour en obtenir d'autres qui ne sont encore que théoriques, j'exprime le vœu que la *loi sur la santé publique*, soit votée dans le plus bref délai possible, attendu qu'il y a urgence et danger national, et qu'elle rende *obligatoires* non pas seulement la déclaration de tuberculose, qui serait comprise dans la loi du 9 novembre 1892, mais encore la désinfection des appartements laissés vacants par suite du départ ou du décès de tuberculeux.

Je demanderais en outre :

La nomination à Paris de médecins-inspecteurs des habitations, lesquels dépenderaient de la Préfecture de la Seine et seraient placés sous la direction d'un médecin-inspecteur général de la santé publique.

Une organisation sanitaire qui serait étendue à toute la France et dont le chef pour chaque département ne relèverait que du ministère de l'intérieur, sinon d'un ministère spécial de la santé publique.

La constitution obligatoire d'un « Livre sanitaire » pour chaque maison d'habitation, dont j'ai donné la description.

La lutte contre la tuberculose sous son double aspect prophylactique et thérapeutique, comporte à la fois des mesures immédiates et un programme d'avenir.

Mais il faut aboutir au plus tôt pour tout ce qui serait immédiatement réalisable. C'est une véritable croisade que le monde civilisé doit entreprendre contre un fléau qui semble défier la science. Cette croisade a commencé, et elle ne peut que nous faire assister bientôt à un triomphe éclatant de la science et de l'humanité, associant leurs efforts pour délivrer la France et notamment la Ville de Paris du réel danger qui les menace.

TABLE DES MATIÈRES

IMPRIMERIE F. DEVERDUN, BUZANÇAIS (INDRE)